Sunayana Singh
Atul Singh
Omkar Yadav

VTO (objetivo de tratamento visual)

Sunayana Singh
Atul Singh
Omkar Yadav

VTO (objetivo de tratamento visual)

Diferentes métodos de VTO

ScienciaScripts

Imprint

Cover image: www.ingimage.com

This book is a translation from the original published under ISBN 978-620-6-17994-8.

Publisher:
Sciencia Scripts
is a trademark of
Dodo Books Indian Ocean Ltd. and OmniScriptum S.R.L publishing group

120 High Road, East Finchley, London, N2 9ED, United Kingdom
Str. Armeneasca 28/1, office 1, Chisinau MD-2012, Republic of Moldova, Europe
Printed at: see last page
ISBN: 978-620-7-72984-5

Conteúdo

RECONHECIMENTO

Antes de mais, louvores e agradecimentos a Deus, o Todo-Poderoso, pela sua chuva de bênçãos.

Gostaria de expressar a minha profunda e sincera gratidão ao meu orientador, **o Dr. Omkar Yadav**, MDS, Leitor, Departamento de Ortodontia e Ortopedia Facial, K.D Dental College and Hospital, Mathura, por ter fornecido uma orientação inestimável. Foi um grande privilégio e uma honra trabalhar e estudar sob a sua orientação.

Gostaria de expressar a minha profunda gratidão ao **Dr. Atul Singh**, MDS, professor e diretor do departamento, Departamento de Ortodontia e Ortopedia Facial, K.D Dental College and Hospital, Mathura. Um homem de vastos conhecimentos e sabedoria. A sua visão, sinceridade e motivação inspiraram-me profundamente.

Agradeço profundamente à **Dra. Pooja Sharma** MDS, professora, à **Dra. Sunegha** MDS, professora assistente, e ao **Dr. Vipin** MDS, leitor.

Estou extremamente grata ao meu marido**, o Sr. Rishabh Thakur,** pelo seu amor, compreensão, carinho, apoio financeiro, sacrifícios para me educar e tem sido o epítome de um cônjuge que me apoia e me tem ajudado de todas as formas possíveis a dar o meu melhor em termos académicos e outros.

Estou muito grato aos meus pais, **Sr. Brijesh Singh Sisodia** (pai), Sr. **Subhashbabu Narottamsingh Tomar** (sogro), **Sra. Shobha Singh** (mãe) e **Sra. Rakhi Tomar** (sogra), por acreditarem em mim, pelo seu amor, orações e sacrifícios para me educarem e me prepararem para o meu futuro.

Gostaria também de agradecer aos seniores **Dr. Pratishtha e Dr. Sweta,**
O Dr. Piyush, a Dra. Sankha, o Dr. Sripal, o Dr. Aminul e o Dr. Himani, que me orientaram ao longo do meu trabalho. Apesar de estarem sobrecarregados com o seu trabalho, tiveram sempre tempo para mim. Este trabalho não teria sido realizado sem o seu conforto.

Obtive uma enorme ajuda, apoio e encorajamento dos meus colegas de turma que empreenderam a mesma viagem que eu nos últimos 3 anos. Obrigado **Dr. Nikita soni, Dr. Sanila khan, Dr. Jitendra, Dr. Bhawana, Dr. Diksha** por estarem presentes nos momentos de necessidade e por me ajudarem várias vezes em todos os problemas maiores e menores.

Gostaria também de agradecer aos meus colegas **Dr. Suraj, Dr. Taw mepu, Dr. Banashree, Dr. Shivangi , Dr. Ekta, Dr. Ketki , Dr. samia, Dr. abrin, Dr. poonam, Dr. Rashmi, Dr. Yoggeswar, Dr. kuzhal** por estarem sempre presentes sempre que necessário.

Expresso também os meus agradecimentos às minhas irmãs **Urvashi Singh** e **Nidhi Chauhan** e aos meus irmãos **Harsh Vardhan** e **Siddhant Sikarwar** pelo seu apoio e pelas suas preciosas orações.

Devo um agradecimento especial à **Dra. Anamika Sharma** e ao **Sr. Ayush Khandelwal** por me terem ajudado sempre que precisei.

Agradeço também ao meu pessoal paramédico, Sr. **Pradeep Chaudhary, Sr. Nand kishor sharma, Sr. Amit sharma e Sr. suraj**, por me terem apoiado e prestado uma ajuda inestimável, direta ou indiretamente.

Por último, os meus agradecimentos a todas as pessoas que, direta ou indiretamente, me apoiaram na realização do trabalho de investigação.

Capítulo 1

INTRODUÇÃO

O termo objetivo de tratamento visual (ou visualizado) (VTO) foi criado para comunicar o planeamento do tratamento de qualquer problema ortodôntico.[1] Um Objetivo Visual de Tratamento (OVT) é como uma planta ou um plano visual para prever o crescimento normal do paciente e as influências antecipadas do tratamento, para estabelecer os objectivos individuais que queremos alcançar para esse paciente.

O tratamento de um doente em crescimento deve ser planeado de acordo com as alterações do crescimento e não de acordo com a estrutura esquelética que o doente apresenta inicialmente. O plano de tratamento deve aproveitar os aspectos benéficos do crescimento e minimizar os efeitos indesejáveis do crescimento, se possível. Depois de ajustar os dentes de forma ideal dentro do padrão facial previsto ou "crescido", o ortodontista deve decidir até onde deve ir com a mecânica e a ortopedia para atingir os seus objectivos, se é possível atingi-los e quais são as alternativas.[2]

Sistemas baseados apenas em medidas de tecidos duros ou linhas de referência podem produzir resultados decepcionantes, razão pela qual o ortodontista deve utilizar um método que considere um caso sob todas as perspectivas possíveis, como as limitações do caso, os aspectos positivos do caso. Então, a partir de uma compreensão das respostas dos tecidos moles do perfil que acompanham o movimento dentário, podemos primeiro desenvolver um contorno do perfil da face inferior que seja harmonioso com o tipo esquelético do paciente em estudo. Assim que tivermos desenvolvido esse objetivo de perfil de tecidos moles com uma compreensão de como os lábios respondem quando os dentes são movidos, podemos planear o reposicionamento dentário necessário para provocar a mudança desejada. Mais importante ainda, quando tivermos quantificado um perfil de tecidos moles que seja excelente, à medida que o paciente é tratado, teremos muito cuidado nos nossos procedimentos para não fazer nada que diminua a atratividade física do rosto dessa pessoa.[1]

O tratamento ortodôntico é monitorizado com filmes de cabeça, geralmente em intervalos de 6 meses. Sempre que se encontra um caso em que o crescimento está a ocorrer numa direção diferente da esperada, um novo VT0 a meio do tratamento é então construído, de modo a que se possam fazer alterações nos procedimentos de tratamento e evitar quaisquer respostas labiais desfigurantes. Sempre que possível, é um bom plano tirar filmes da cabeça durante um ano ou dois antes de iniciar o tratamento e, assim, desenvolver um perfil de crescimento para o caso, assumindo que há uma oportunidade de examinar o paciente tão cedo. O desenvolvimento de perfis de crescimento pré-tratamento dos nossos pacientes ajuda a ultrapassar as nossas inadequações na previsão do crescimento.[1]

O objetivo de tratamento visualizado é um método simples, mas relativamente preciso, de prever as relações entre incisivos e molares com base no crescimento e nas alterações de tratamento da estrutura dento-esquelética. Os objectivos de tratamento obtidos são registados no traçado original em acetato. Para além dos cálculos de espaço, a direção e a magnitude do movimento dentário são claramente indicadas. O objetivo de tratamento visualizado não só é uma excelente ajuda visual durante a apresentação do caso, como também pode ser utilizado para verificar possíveis correcções "a meio do percurso" durante o tratamento e a avaliação do resultado final em comparação com a previsão original.[3-5]

Os ortodontistas reconheceram o potencial da computação gráfica na pesquisa e no diagnóstico de distúrbios dentofaciais. Avanços recentes na tecnologia de microcomputadores levaram a inovações que estão tornando os programas gráficos disponíveis e acessíveis para os profissionais da área odontológica.[6] Suas descobertas detalhadas sobre a má oclusão podem ser esmagadoras para um paciente que está interessado principalmente na estética. Um ortodontista, mesmo com o mais meticuloso traçado e VTO, raramente encontrará um paciente que possa entender completamente os objetivos finais do tratamento a partir de um traçado cefalométrico bidimensional e modelos de gesso.[6,7]

DEFINIÇÕES

Uma VTO é um traçado cefalométrico que representa as alterações esperadas durante o tratamento (Proffit).

A VTO é um plano visual para prever o crescimento normal do doente e as influências antecipadas do tratamento, para estabelecer os objectivos individuais que devem ser alcançados por esse doente (Ricketts)

Capítulo 2

OBJECTIVOS:[4]

Este objetivo é delineado desde o início do tratamento e pode ser utilizado de forma útil para monitorizar o crescimento e o progresso do tratamento.

Em suma, a O.T.V. realiza o seguinte:

1. Estabelecer um perfil equilibrado e uma estética facial agradável e avaliar a correção ortodôntica necessária para atingir este objetivo.
2. O Holdaway V.T.O. dá ênfase ao equilíbrio do perfil dos tecidos moles.
3. O crescimento do esqueleto craniofacial é previsto para o tempo de tratamento estimado.
4. O perfil dos tecidos moles entre o nariz e o queixo é organizado para criar um perfil facial "ideal" para cada doente.
5. Os dentes incisivos maxilares e mandibulares são reposicionados para eliminar a tensão labial.
6. Ajuda a determinar a discrepância do comprimento total da arcada, tendo em conta a "correção cefalométrica".
7. Ajuda a determinar entre tratamento de extração e não extração.
8. Ajuda a decidir quais os dentes a extrair, se as extracções forem indicadas.
9. Ajuda a decidir quais os casos mais adequados para correção cirúrgica e/ou cirúrgico-ortodôntica.
10. Ajuda a planear a mecânica do tratamento.

Capítulo 3

HISTÓRICO: ,[9][10],[11]

A pessoa que teve a ideia original de tentar predeterminar o comportamento facial durante o tratamento foi o Dr. William B. Downs. Ele publicou-a em 1948.

Downs monitorizava regularmente o comportamento dos pacientes durante o tratamento. Trabalhava a partir do Plano de Frankfort. Ao interpretar o "padrão" do rosto, tentava prever se uma alteração no queixo seria nula, positiva ou negativa e em que medida. Esse sentido intuitivo seria comparado atualmente ao comportamento do queixo no eixo facial. Ao prever a direção do queixo, ajudava-o a tomar a decisão de extrair ou não. Lembre-se que no final da década de 1940 a "doutrina da limitação" estava em alta. Qualquer rotação mandibular severa, produzida iatrogenicamente como entendemos agora, era na altura explicada como simplesmente um infeliz "crescimento vertical".

Depois veio Robert M. Ricketts, que já tinha três anos de investigação. Rickett e Down logo reconheceram o valor da referência de Basion-Nasion. A base craniana estava ligada ao plano mandibular através do plano condilar. Para o procedimento, eles cresceram a base craniana, adicionaram o crescimento do côndilo e a altura do ramo e depois estenderam o corpo da mandíbula. A maxila foi transportada com Nasion.

Três processos deviam ser integrados. O primeiro foi o comportamento da referência craniana. A de Rickett e a de Down eliminaram mais tarde a Sella. O segundo era simplesmente o crescimento normal da mandíbula para uma experiência típica de dois anos.

Mas o terceiro era o fator desconhecido. Era a estimativa da influência do tratamento necessário na rotação da mandíbula. Verificou-se que este fator era influenciado pela modalidade de tratamento específica a ser utilizada.

Foi, portanto, necessário determinar, a partir dos dados disponíveis, o comportamento sugerido por três condições originais da má oclusão. A primeira era a severidade da mordida profunda. Para prever a rotação com nivelamento da mordida com fio reto, este era um fator. A segunda foi a severidade da Classe II que necessitava de correção porque a tração elástica extrusa os dentes e também faz rodar a mandíbula. O terceiro era a modificação do Ponto A ou torque a ser tentado no segmento anterior superior. No computador, isso seria chamado de "declaração condicional".

O VTO não é uma previsão. O VTO é uma declaração de objectivos estabelecida com bom senso à luz do conhecimento da eficácia das técnicas. Funciona se o operador o puder produzir. O ortodontista organiza imediatamente a mecânica. É utilizado como um guia para a mecânica. Testá-la por outros nos seus pacientes tratados, sem ter a OVT como guia para o planeamento, é um total equívoco. A verdade é que muito poucas pessoas tiraram radiografias da cabeça e ainda menos as traçaram com precisão ou monitorizaram o comportamento do tratamento, pelo que não tinham qualquer base para julgamentos.

Mais ou menos nessa altura, Alton Moore e Richard Reidel foram para a Universidade de Washington. Eles ofereceram um curso de cefalometria para o ortodontista clínico. Cecil Steiner e Charles Tweed estavam entre os primeiros alunos. Ambos tinham desenvolvido técnicas de tratamento e ambos queriam objectivos definitivos para "atingir". Tweed adaptou o triângulo de Margolis usando as hastes das orelhas como porion, o que induz ao erro desde o início.

Steiner começou com as diferenças A e B de SN e Reidel. Tanto Tweed como Steiner ficaram encantados por poderem observar a relação dos dentes com a estrutura do esqueleto basal.

Mas Downs, Steiner, Tweed e muitos outros consideravam os maxilares como "estáticos". A ideia era apenas reorganizar os dentes para os adaptar ao rosto existente. Este é um conceito de articulador e a ideia de montagem em gesso.

Faltavam quatro factores.

1. Crescimento,
2. Resposta do tratamento à mecânica
3. Disposição da ortopedia nos maxilares.
4. Uma declaração de objectivos estéticos e funcionais.

Nenhuma das análises anteriores tinha incluído os tecidos moles, nomeadamente o nariz, os lábios e o queixo.

Mas o Dr. Reed Holdaway apanhou o espírito da ideia. Ele tentou manter a SN. Tínhamos tentado dar nomes como Síntese Cefalométrica. Ele deu-lhe o nome de Objectivos de Tratamento Visualizados. - VTO. Esse nome manteve-se.

Muito claramente, com o passar do tempo, à medida que todos os diagnósticos foram sendo alterados, o mesmo aconteceu com a aplicação da VTO. Os clínicos se apegaram à idéia de que o ângulo do plano mandibular sozinho era um preditor. Apesar de afirmarem que o crescimento era imprevisível. Eles então perguntavam: "Como você trata seus pacientes com ângulo do plano mandibular alto?" Esta é uma forma irónica de pensar.

Em 1971, foi descoberta uma curva de crescimento mandibular. Esta foi testada e provou ser um "fenómeno central". Os dados foram reconfirmados ou corrigidos. O resultado foi a capacidade de efetuar previsões a longo prazo pela primeira vez.

Se a OVT fosse controversa, a Visualização de Objectivos até à maturidade era considerada uma gargalhada total. Em longo prazo, desde os 4 ou 5 anos de idade até à maturidade e com objectivos até à idade adulta, o processo passou a chamar-se VTG. Alguns educadores ainda tentavam manter a cefalometria e os computadores longe dos clínicos. O procedimento foi aperfeiçoado e é verdadeiramente sofisticado. A previsão funciona de uma forma prática e completamente dentro do intervalo de precisão necessário para a utilidade clínica. É a melhor ferramenta educacional para o estudo do crescimento facial que está atualmente disponível para o estudante. O poder do clínico ao aceder a este conhecimento é grandemente aumentado. O conceito mudou e a precisão continua a melhorar. Atualmente, o conceito é apoiado pelo processo de imagens.

Capítulo 4

TIPOS DE VTO: [12]

1. Cefalometria VTO
-Método de Rickett
-Método do Holdaway
-Método de Katona
-Método de Sadowsky
2.VTO cirúrgico
-Conforme descrito por Basini e Cadei
-Como descrito por Donald Gay
3 . VTO dentário
- Segundo a descrição de Richard Mclaughlin
4 .funcional VTO
- Tal como descrito por Frankel
5 .Mini VTO
6 .Video Diagnóstico cefalométrico [8]

ETAPAS DA CONSTRUÇÃO DO VTO:

I) VTO CEFALOMÉTRICO

1)Método de Rickett:[2,13]

Vamos apresentar um procedimento passo a passo para permitir a construção de uma OTP na sequência seguinte (colocando o crescimento médio para um período estimado de dois anos de tratamento ativo e os objectivos que desejamos alcançar com a nossa mecânica):

1. Previsão da base do crânio
2. Previsão de crescimento mandibular
3. Previsão de crescimento do maxilar
4. A posição do plano oclusal
5. A localização da dentição
6. Os tecidos moles do rosto

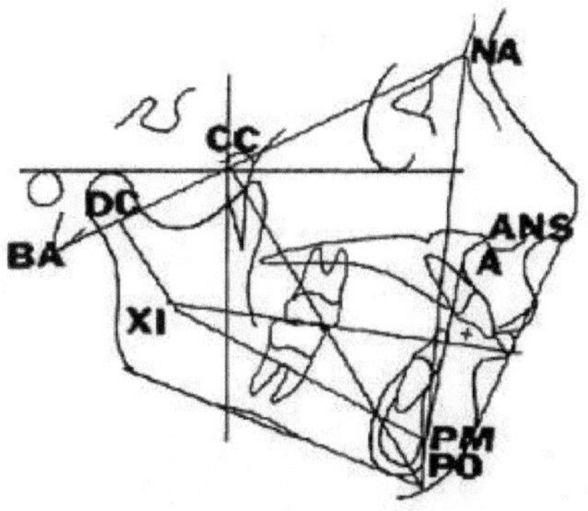

Xi : Centro geométrico do ramo Ba (basion): ponto posterior mais inferior do osso occipital, na margem anterior do forame occipital.
PO (porion): Ponto mais alto da margem superior do meato auditivo cutâneo externo.
NA: Um ponto na parte anterior da sutura nasifontal.
CC (ponto central do crânio): marco cefalométrico formado pela intersecção das duas linhas Ba-N e Pt-Gn.
DC: o centro do colo do côndilo na linha Ba-N.
PM : protuberância menti ou supragonion ANS: Espinha nasal anterior

VTO - Previsão da base do crânio

Colocar o papel vegetal sobre o traçado original e, começando no ponto CC, seguir estes passos para construir a base do crânio:

1. Traçar o plano de Basion-Nasion. Colocar uma marca no ponto CC.
2. Crescer Nasion 1mm/ano (crescimento normal médio) durante 2 anos (tempo estimado de tratamento).
3. Fazer crescer Basion 1mm/ano (crescimento normal médio) durante 2 anos (tempo estimado de tratamento).
4. Deslizar o traço para trás de modo a que os Nasions coincidam e traçar a área de Nasion.
5. Deslizar o traçado para a frente de modo a que os basions coincidam e traçar a área dos basions.

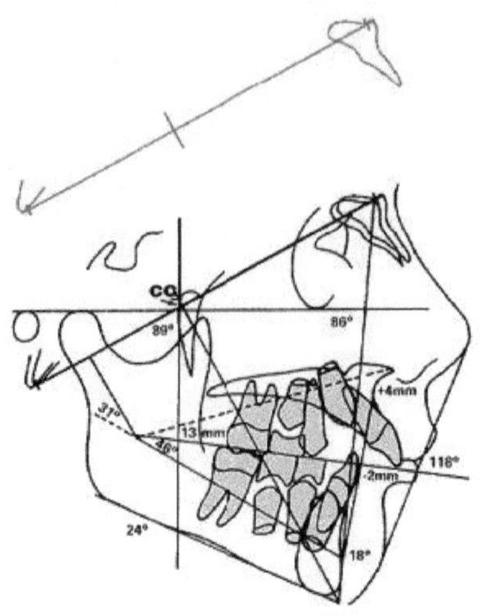

VTO - Previsão do crescimento mandibular - Rotação

A construção da mandíbula e a sua nova posição começam com a rotação da mandíbula. A mandíbula gira aberta ou fechada a partir dos efeitos da mecânica utilizada e do padrão facial presente. O efeito médio deste tipo de rotação mandibular é o seguinte:

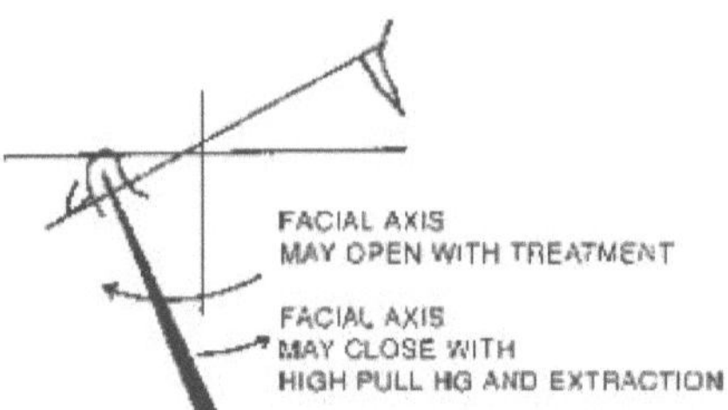

EIXO FACIAL
PODE ABRIR COM O TRATAMENTO
EIXO FACIAL
PODE FECHAR COM
EXTRACÇÃO DE ALTA TENSÃO HG AMD

Mecânica

1. Redução da convexidade - O eixo facial abre 1°/5mm.
2. Correção dos molares - O eixo facial abre 1°/3mm.
3. Correção da sobremordida - O eixo facial abre 1°/4mm.
4. Correção da mordida cruzada - O eixo facial abre *1°-1%°*. Recupera metade da distância
5. Padrão Facial - Eixo Facial abre 1°/1 S.D. dolicofacial; 1° efeito de fechamento contra a mecânica se braquifacial.

Ao construir a VTO, estes factores devem ser tidos em consideração para decidir o que se pode esperar que aconteça ao eixo facial. O tratamento pode abrir o eixo facial, como acontece com a mecânica da Classe II, ou pode fechar o eixo facial, como acontece com a utilização de um aparelho extrator de tração alta ou devido a uma extração. O eixo facial abre 1° para 5 mm de redução da convexidade, para 3 mm de correção dos molares e para 4 mm de correção da sobremordida. Abre 1 a PЛ^0 na correção da mordida cruzada e recupera metade desse valor. Para cada desvio padrão no lado do padrão dolicofacial, abre 1° e para cada desvio padrão em direção ao lado braquifacial, tende a fechar um grau.

6. Sobrepor em Basion ao longo do plano Basion-Nasion. Rodar "para cima" em Nasion para abrir a mordida e "para baixo" em Nasion para fechar a mordida, utilizando o ponto DC como fulcro. Esta rotação depende dos efeitos previstos do tratamento (se é expetável que o tratamento abra ou feche o eixo facial).
7. Traçar o eixo condilar, o processo coronoide e o côndilo.

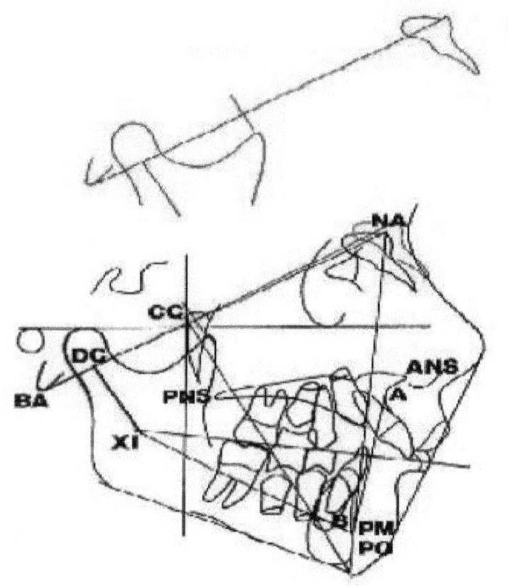

VTO - Previsão do crescimento mandibular - Crescimento do eixo condilar e crescimento do eixo do corpo

1. No eixo do côndilo, fazer uma marca de 1 mm por ano para baixo a partir do ponto DC.
2. Deslizar a marca até ao plano de Basion-Nasion ao longo do eixo condilar. Estender o eixo condilar até ao ponto XI, localizando um novo ponto XI.
3. Com os pontos XI antigo e novo coincidentes, traçar o eixo do corpo, estendendo-o 2 mm por ano para a frente do ponto PM antigo. (O PM avança 2

mm/ano no crescimento normal).

4. Desenhar o bordo posterior do ramo e o bordo inferior da mandíbula.

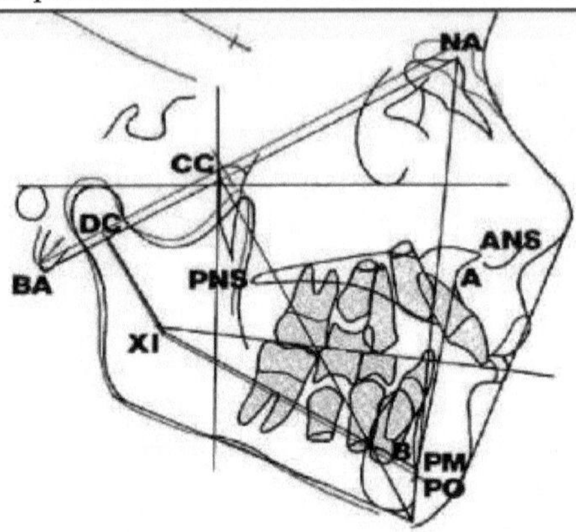

VTO - Previsão do crescimento mandibular - Construção da sínfise

1. Deslizar para trás ao longo do eixo do corpo, sobrepondo o novo e o antigo PM. Traçar a sínfise e desenhar no plano mandibular.
2. Construir o plano facial de NA a PO.
3. Construir o eixo facial de CC a GN (onde o plano facial e o plano mandibular se cruzam).

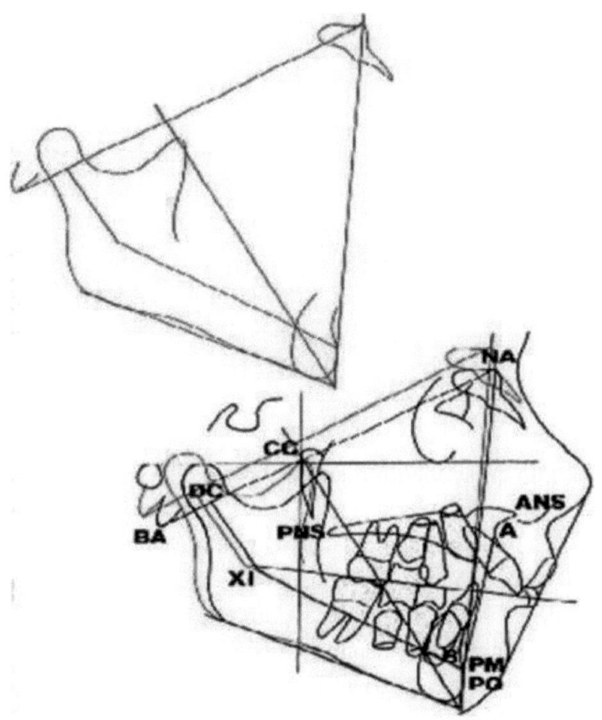

VTO - Previsão do crescimento dos maxilares

1. Para localizar a "nova" maxila dentro da face, sobrepor o Nasion ao longo do plano facial e dividir a distância entre o Menton "original" e o "novo" em terços, desenhando duas marcas.

2. Para delinear o corpo da maxila, sobrepor a marca #1 (marca superior) sobre o Menton original ao longo do plano facial. Traçar o palato (com exceção do ponto A).

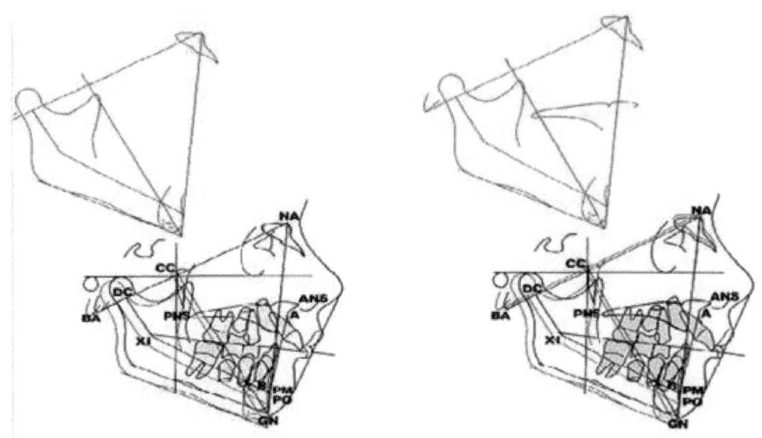

VTO - Previsão do crescimento maxilar - Alteração do ponto A relacionada com BA- NA

Estas são as gamas máximas de mudança do Ponto A com várias mecânicas:

O ponto A é alterado devido ao crescimento e à mecânica. O ponto A e um novo plano APO são desenhados através dos seguintes passos:

1. O ponto A pode ser alterado distalmente com o tratamento. Colocar de acordo com o problema ortopédico e os objectivos do tratamento. Por cada mm de movimento distal, o Ponto A desce '4 mm'.

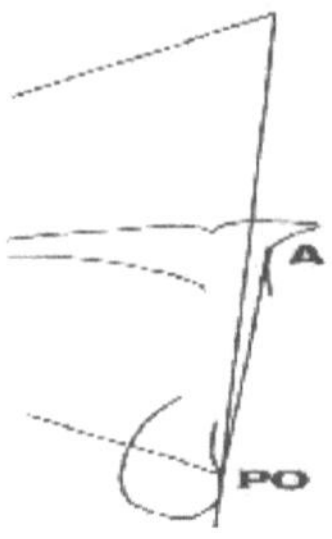

VTO - - Posição do plano oclusal

Sobrepor a marca n.º 2 ao plano original de Menton e ao plano facial, depois planos mandibulares paralelos rodando em Menton. Construir o plano oclusal (pode inclinar 3 graus para qualquer lado, dependendo do tratamento da Classe II ou da Classe III).

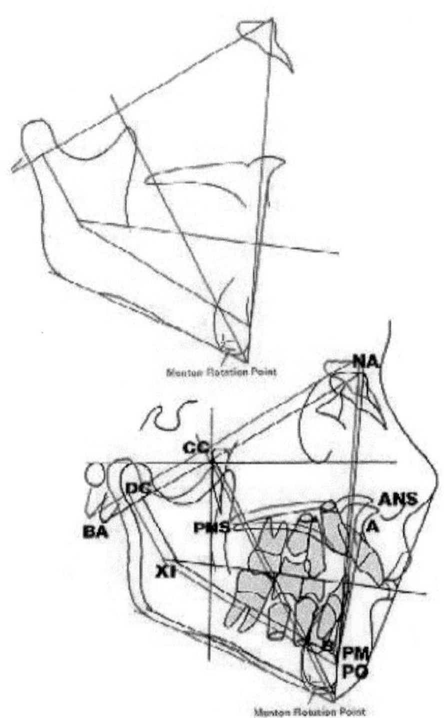

VTO - Dentição - Incisivo inferior

O incisivo inferior é colocado em relação à sínfise da mandíbula, ao plano oclusal e ao plano APO. Os requisitos de comprimento da arcada e os resultados realistas ditam a sua localização.

1. Para este exercício, sobrepor o eixo do corpo do dente em PM. Colocar um ponto representando a ponta do incisivo inferior na posição ideal para o novo plano oclusal, que está 1 mm acima do plano oclusal e 1 mm à frente do plano APO.
2. Alinhando sobre o contorno original do incisivo ou utilizando um modelo, desenhar o incisivo inferior na posição final, conforme exigido pelo comprimento da arcada. O ângulo é de 22° a +1 mm do plano APo e a + 1 mm do plano oclusal, mas o ângulo aumenta 2° com cada mm de compromisso para a frente.

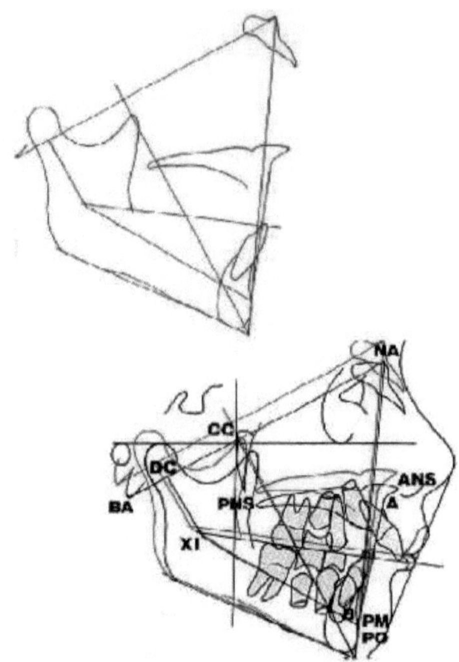

VTO - Dentição - Molar inferior

Sem tratamento, o molar inferior irá irromper diretamente para cima para o novo plano oclusal. Com o tratamento, 1mm de movimento do molar equivale a 2mm de comprimento da arcada. Neste caso, deslocámos o incisivo inferior 2 mm para a frente. Havia também 4 mm de espaço livre.

Por conseguinte, o cálculo seguinte permite-nos avançar o molar inferior 4 mm de cada lado: incisivo inferior

avançar 2mm =+4mm comprimento do arco

espaço de manobra =+4mm comprimento do arco

Comprimento do arco de +8 mm

(molar inferior para a frente 4 mm de cada lado)

1. Sobrepor o molar inferior ao novo plano oclusal no molar (*), deslizar 4 mm para a frente, colocar o molar na vertical e desenhá-lo para dentro.

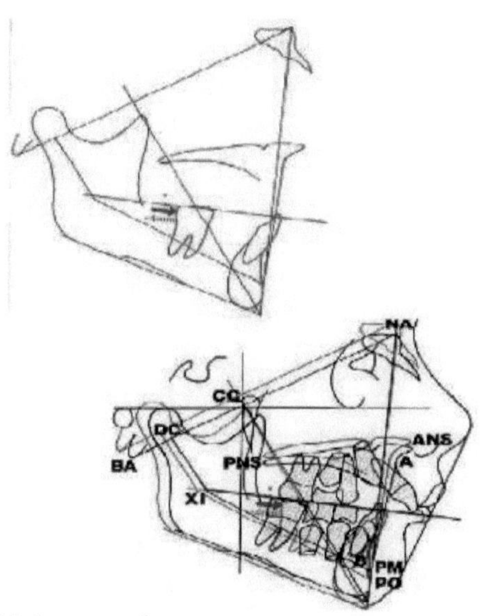

VTO - Dentição - Molar superior

Regressar ao primeiro traçado

1. Traçar o molar superior em boa posição de Classe I para o molar inferior. Utilizar o molar antigo como modelo.

Exemplo de utilização do molar superior como modelo.

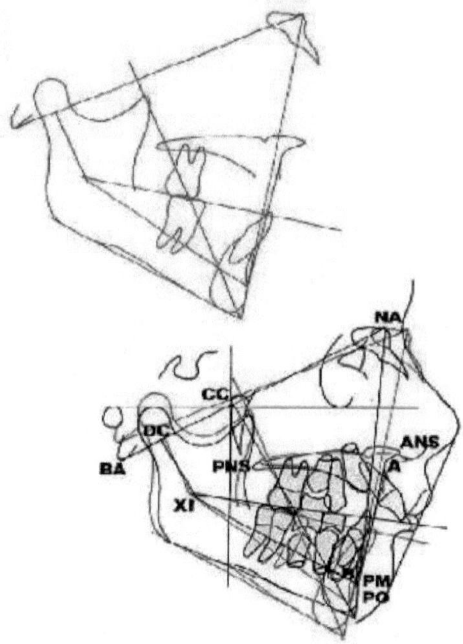

VTO - Dentição - Incisivo superior

Colocar o incisivo superior numa boa posição de sobremordida e sobressaliência (2^mm sobremordida, 2^mm sobressaliência) com um ângulo interincisal de 130° ± 10°. Padrões de mordida aberta com um ângulo maior, padrões de mordida profunda com um ângulo menor.

1. Traçar o incisivo superior na sua relação correcta, alinhando-o sobre o incisivo original ou utilizando um modelo.

Exemplo de utilização do incisivo superior como modelo

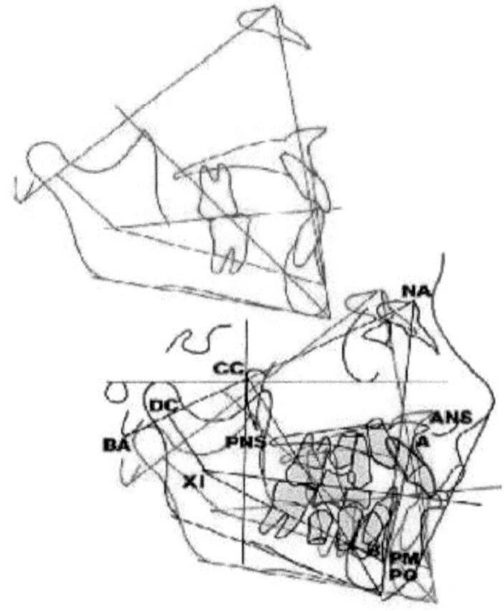

VTO - Tecidos moles - Nariz

1. Sobrepor no Nasion ao longo do plano facial. Traçar o dorso do nariz.
2. Sobrepor a espinha nasal anterior (ANS) ao longo do plano palatino.
3. Mover a previsão "para trás" 1 mm por ano (portanto, 2 mm neste caso) ao longo do plano palatino. Traçar a ponta do nariz que desce para a ponte

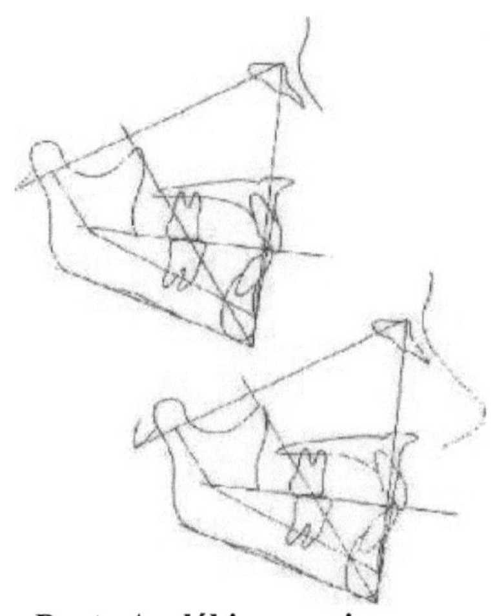

VTO - Tecidos moles - Ponto A e lábio superior

1. Sobrepor ao longo do plano facial ao plano oclusal. Utilizando a mesma técnica que para a marcação da sínfise, dividir em terços a distância horizontal entre as pontas dos incisivos superiores "originais" e "novos", utilizando duas marcas.
2. O ponto A do tecido mole permanece na mesma relação com o ponto A que no traçado original. Sobrepor o novo e o antigo ponto ósseo A, e fazer uma marca no ponto A do tecido mole.
3. Mantendo os planos oclusais paralelos, sobrepor a marca nº 1 (marca posterior) na ponta do incisivo original (deslizar 2/3 para a frente).

Traçar a ligação do lábio superior com o tecido mole Ponto A.

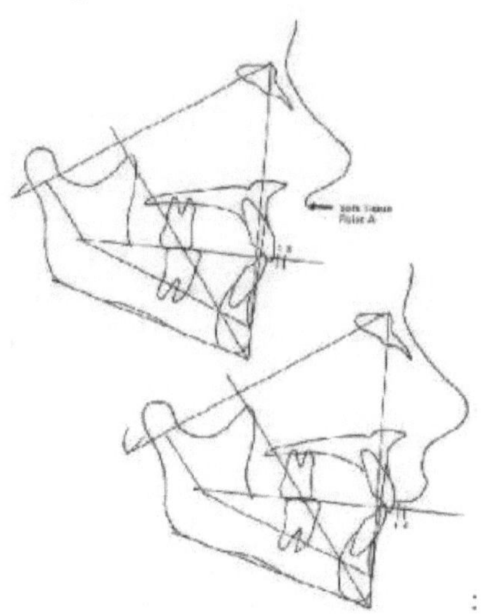

VTO - Tecido mole - Lábio inferior, ponto B e tecido mole do queixo

Na construção do lábio inferior, bisectamos a sobressaliência e a sobremordida do traçado original e marcamos o ponto. De seguida, fazemos a bissecção do overjet e overbite da VTO e marcamos o ponto.

1. sobrepor os pontos interincisais, mantendo os planos oclusais paralelos. traçar o lábio inferior e o ponto B do tecido mole. O tecido mole abaixo do lábio inferior permanece na mesma relação com o ponto B como no traçado original. O ponto B do tecido mole desce à medida que o lábio inferior se recontorna.

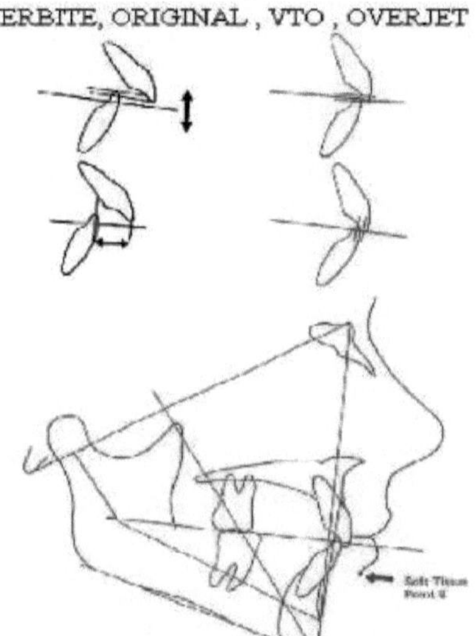

VTO - Objetivo de tratamento visual concluído

1. Sobrepor-se às sínfises e dispor o tecido mole do queixo. Este "desce" e deve ser distribuído uniformemente sobre a sínfise, tendo em conta a redução da tensão e a abertura da mordida.

Se tiver completado os passos, tem agora o seu Objetivo de Tratamento Visual. Pegue no seu VTO e sobreponha-o nas cinco áreas de sobreposição para estabelecer os seus objectivos individuais para este caso.

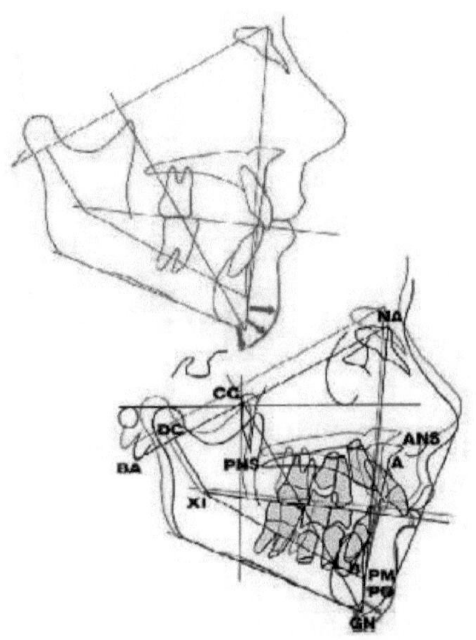

Análise sumária dos onze factores:

Onze factores das estruturas faciais e esqueléticas básicas são registados a partir do traçado cefalométrico para descrever o queixo, o maxilar, os dentes e o perfil dos tecidos moles.

Cinco áreas de sobreposição, dentro das quais se encontram um total de sete áreas de avaliação, são utilizadas para avaliar, em quantidade e direção, a mudança no crescimento normal e a mudança que ocorre devido à alteração do tratamento. A OVT, que inclui as alterações esperadas com o crescimento normal do indivíduo e as suas alterações previstas devido ao tratamento, torna-se uma ferramenta de trabalho no planeamento dos procedimentos de tratamento. Estes são planeados numa sequência para corrigir, em primeiro lugar, o problema funcional; em segundo lugar, a alteração ortopédica necessária; e, em terceiro lugar, para efetuar a alteração dentária, com o planeamento do comprimento da arcada e da ancoragem a determinar a extração de dentes, quando necessário, e os vários movimentos necessários.

Análise sumária de onze factores:- A análise sumária de onze factores está dividida em quatro áreas:

1. Localização do queixo no espaço.
2. Localização do maxilar superior através da convexidade da face.
3. Localização da prótese no rosto.
4. Avaliação do perfil.

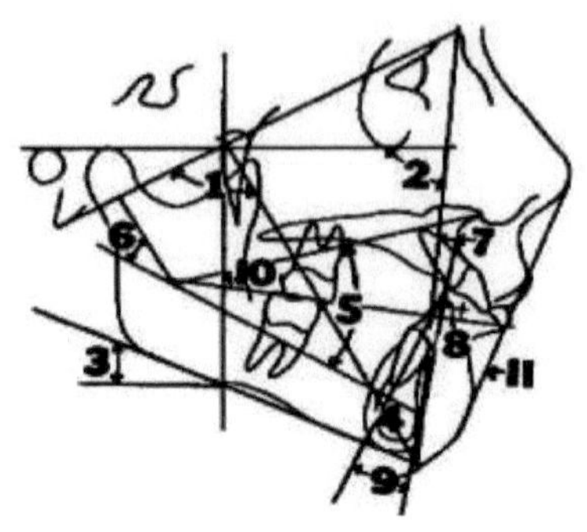

CHIN NO ESPAÇO	MEIOS	PARA 9 ANOS. VELHO + MUDANÇA
1. EIXO FACIAL	90° ± 3°	Sem alteração com a idade
2. PROFUNDIDADE FACIAL (ÂNGULO)	87° ± 3°	Variação = + 1° de 3 em 3 anos
3. PLANO MANDIBULAR	26° ± 4°	Variação = - 1° de 3 em 3 anos
4. FITA ADESIVA FACIAL	68° ± 3.5°	Sem alterações
5. ALTURA FACIAL INFERIOR	47° ± 4°	Sem alterações
6. CPA MANDIBULAR	26° ± 4°	Arco mand. fecha ^° ano. O ângulo aumenta %° a.a.
7. CONVEXIDADE DO PONTO A	2mm ± 2mm	Variação = - 1 mm de 3 em 3 anos
DENTES:		
8. INCISIVO INFERIOR PARA APO	+1mm ± 2mm	Sem alteração com a idade
9. INCISIVO MANDIBULAR INCLINAÇÃO	22° ± 4°	Sem alteração com a idade
10. MOLAR SUPERIOR A PTV	Idade +3mm +2mm	Variações 1 mm/ano
PERFIL:		
11. LÁBIO INFERIOR AO PLANO E	- 2mm ± 2mm	Menos saliente com o crescimento.

Descrever o rosto

Existem três padrões faciais básicos:

1. Mesofacial, que é o padrão facial mais comum;
2. Braquifacial, que é um padrão de crescimento horizontal; e
3. Dolicofacial, que é um padrão de crescimento vertical.

A partir da análise sumária dos onze factores, são utilizados cinco ângulos para descrever o rosto:

1. O ângulo do eixo facial. Isto dá-nos a direção de crescimento do queixo e expressa a relação entre a altura facial e a profundidade facial. Para além disso, o molar superior de seis anos cresce para baixo do eixo facial.

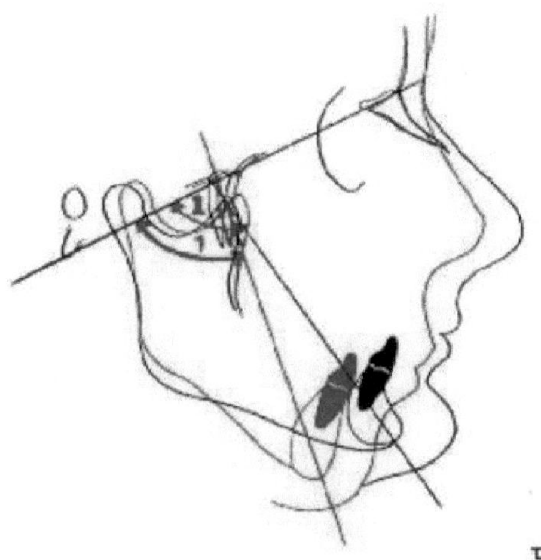

2. Ângulo facial. Localiza o queixo horizontalmente na face. É um indicador da profundidade facial e determina se uma Classe II ou Classe III esquelética se deve à mandíbula.

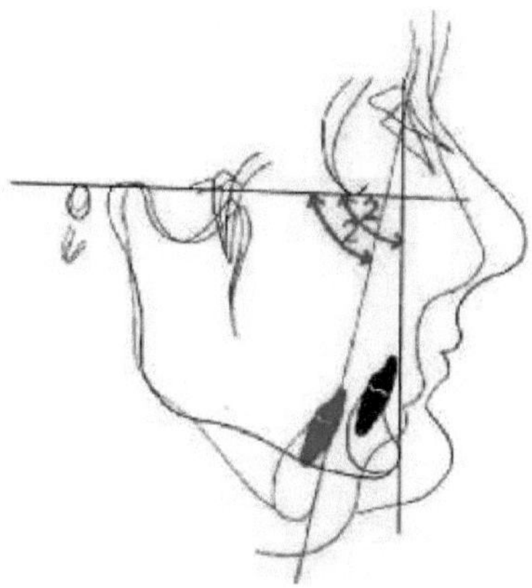

3. Ângulo do plano mandibular. Um ângulo do plano mandibular elevado implica que uma mordida aberta esquelética se deve à mandíbula. Um ângulo do plano mandibular baixo implica que uma mordida profunda esquelética se deve à mandíbula.

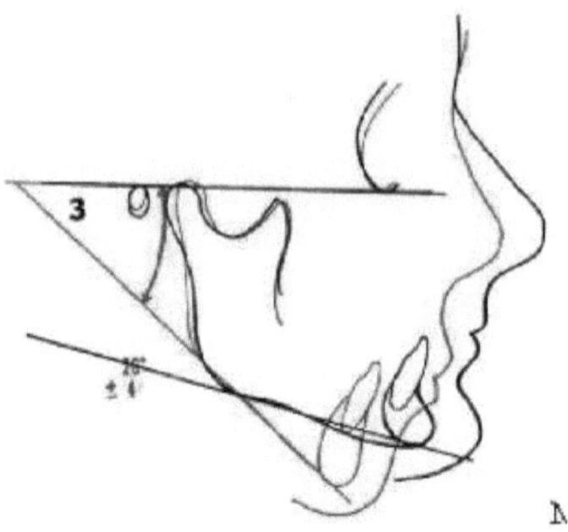

4. Altura facial inferior. Esta descreve a divergência da cavidade oral. As mordidas abertas do esqueleto têm valores elevados; as mordidas profundas do esqueleto têm valores baixos.

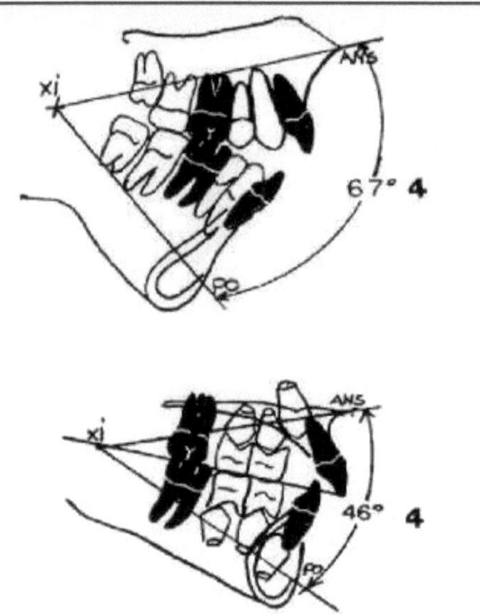

5. Arco mandibular. Isto descreve a mandíbula. Diz-nos se temos uma mandíbula de crescimento quadrado ou uma mandíbula de crescimento obtuso.

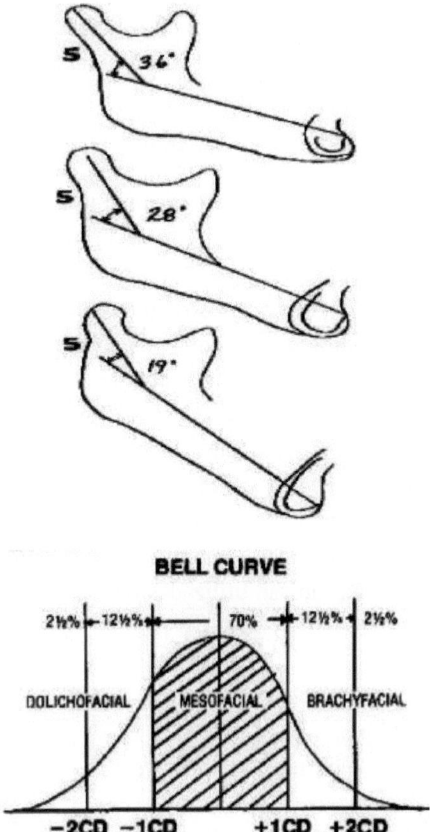

Juntos, esses cinco ângulos determinam se o padrão facial é Meso, Braquial ou Dolicofacial. Numa curva de Bell, a secção média (representando um desvio clínico (ou padrão) de cada lado da média) é a gama de padrões Mesofaciais. Aproximadamente 70% das más oclusões que tratamos enquadram-se na gama Mesofacial. Aproximadamente 12^% caem no lado Braquifacial e 12^% no lado Dolicofacial, um desvio clínico adicional da média. Isto deixa aproximadamente 2^% em cada lado, que são Braquifaciais extremos ou Dolicofaciais extremos, mais de dois desvios clínicos da média.

São apresentados três rostos diferentes para demonstrar como os cinco factores são utilizados para descrever o rosto.

1. MG é um padrão mesofacial com uma mandíbula braquifacial.
2. AP é um padrão dolicofacial severo ou de crescimento vertical.
3. SK é um padrão de crescimento braquifacial ou horizontal extremo.

É importante estabelecer qual é o tipo facial, porque a reação à mecânica do tratamento e a estabilidade da prótese dependem da análise do padrão facial. Por exemplo, os padrões braquifaciais mostram uma resistência à rotação mandibular durante o tratamento e podem aceitar uma prótese mais protrusiva, enquanto os padrões dolicofaciais tendem a abrir durante o tratamento e requerem uma prótese mais retraída para assegurar a estabilidade pós-tratamento. Assim, certas expectativas do tratamento podem ser modificadas em função do tipo facial.

Cinco áreas de sobreposição

Após a descrição do rosto e a determinação do tipo facial, utilizamos cinco áreas de sobreposição, sobrepondo o traçado Time One ao VTO ou a quaisquer traçados de progresso, para avaliar a alteração que esperamos que ocorra ou que tenha ocorrido devido ao crescimento e à nossa mecânica de tratamento. Isto ajuda-nos a planear o nosso tratamento, a selecionar a nossa mecânica e a descrever as alterações que ocorrem. Provavelmente 70-80% das alterações serão devidas à nossa mecânica durante uma experiência de tratamento de dois anos, sendo apenas 20-30% devidas ao crescimento durante esse período.

As cinco áreas de sobreposição são utilizadas para avaliar o rosto pela seguinte ordem:

1. O queixo.
2. A maxila.
3. Os dentes da mandíbula.
4. Os dentes do maxilar superior.
5. O perfil facial.

Zona de sobreposição 1 (Zona de avaliação 1)

A primeira sobreposição (Basion-Nasion no ponto CC) estabelece a Área de Avaliação 1, dentro da qual avaliamos a quantidade de crescimento do queixo em milímetros; qualquer alteração no queixo numa direção de abertura ou fecho que possa resultar da nossa mecânica; e qualquer alteração no molar superior.

No crescimento normal, o queixo cresce para baixo do eixo facial e os molares de seis anos também crescem para baixo do eixo facial. O eixo facial roda aberto ou fechado devido aos efeitos da mecânica e a outras considerações, como se segue:

O eixo facial abre 1° para 5 mm de redução da convexidade.

O eixo facial abre 1° para 3 mm de correção molar.

O eixo facial abre 1° para 4 mm de correção da sobremordida.

O eixo facial abre *1°-1%°* com a correção da mordida cruzada e recupera metade da rotação.

O eixo facial abre 1° para 1 S.D. de padrão dolicofacial; com um efeito de fecho de 1° contra a mecânica se for braquifacial.

O eixo facial pode abrir ou fechar com o arnês, consoante o tipo e a aplicação
O eixo facial pode fechar com a extração.
Ao avaliar o uso do aparelho extrabucal, pensamos no efeito que ele pode ter na rotação mandibular. Devemos usar uma força ortodôntica ou ortopédica?
Devemos utilizar um arnês cervical, oblíquo, vertical ou uma combinação de forças?

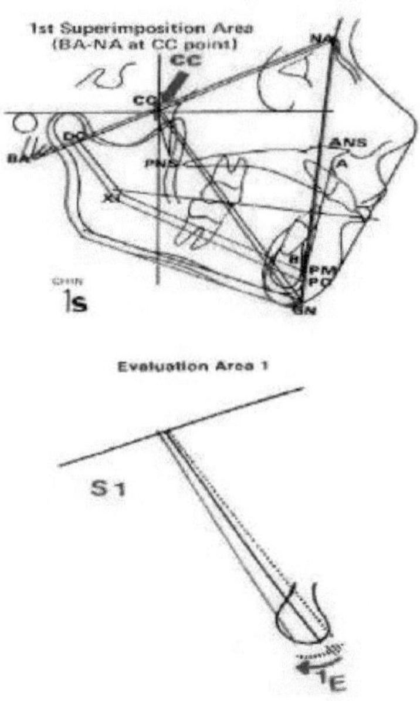

Zona de sobreposição 2 (Zona de avaliação 2)

A segunda área de sobreposição (Basion-Nasion at Nasion) estabelece a Área de Avaliação 2 para mostrar qualquer mudança na maxila (Ponto A). O ângulo Basion-Nasion-Ponto A não se altera no crescimento normal. Portanto, qualquer alteração neste ângulo seria devida ao efeito da nossa mecânica. Nós avaliamos o efeito do aparelho extrabucal (força e tipo), elásticos de Classe II, elásticos de Classe III, torque, ativador, etc. na convexidade da maxila.
A segunda área de sobreposição (Basion-Nasion at Nasion) estabelece a Área de Avaliação 2 para mostrar qualquer mudança na maxila (Ponto A). O ângulo Basion-Nasion-Ponto A não se altera no crescimento normal. Portanto, qualquer alteração neste ângulo seria devida ao efeito da nossa mecânica. Nós avaliamos o efeito do aparelho extrabucal (força e tipo), elásticos de Classe II, elásticos de Classe III, torque, ativador, etc. na convexidade da maxila.
Considera-se a seguir a gama máxima de mudança do Ponto A com várias mecânicas:
Mecânica Alcance máximo

1. HG8MM
2. Classe IIElásticos3 MM
3. Activador2MM
4. Binário1-2MM
5. Elásticos da classe lIl+2-3MM
6. Máscara facial +2-4MM

Com a Área de Avaliação 2, determinamos se pretendemos utilizar uma força ortodôntica ou ortopédica no maxilar com um aparelho extrabucal.

Zona de sobreposição 2 (Zona de avaliação *2)*

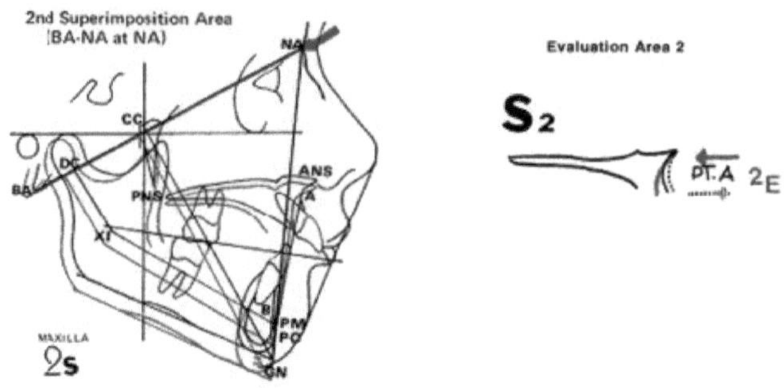

Zona de sobreposição 3 (zonas de avaliação 3 e 4)

A terceira área de sobreposição (Corpus Axis em PM) estabelece a Área de Avaliação 3 e a Área de Avaliação 4, que juntas avaliam quaisquer alterações que ocorram na dentadura mandibular. No crescimento normal, a dentadura inferior permanece constante com o Plano APO (o plano da dentadura).

Na Área de Avaliação 3, avaliamos se vamos intruir, extruir, avançar ou retrair os incisivos inferiores, o que nos ajuda a determinar o tipo de arcada de utilidade que vamos utilizar.

Na Área de Avaliação 4, avaliamos os molares inferiores para determinar o tipo de ancoragem de que necessitamos e se pretendemos avançar, verticalizar ou manter os molares inferiores.

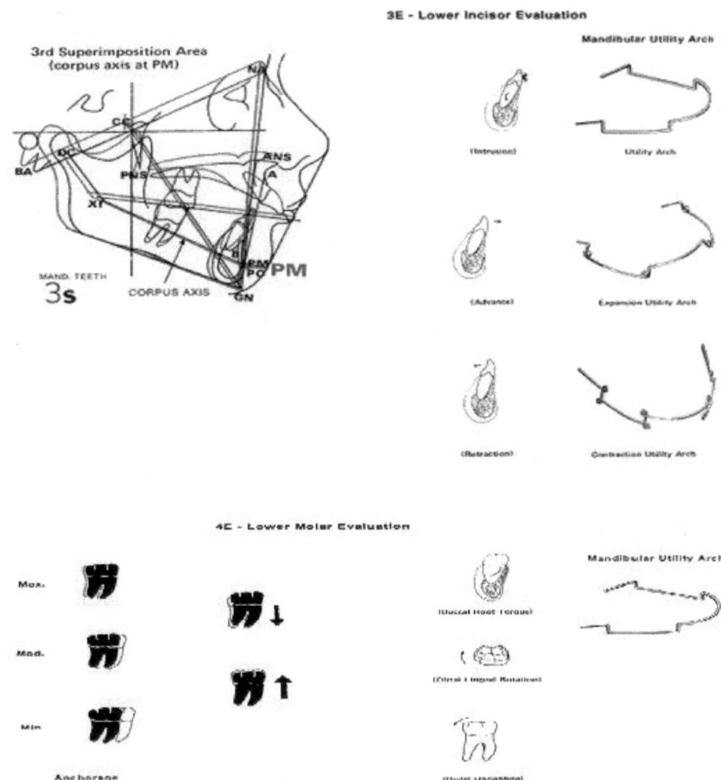

Zona de sobreposição 4 (zonas de avaliação 5 e 6)

A quarta área de sobreposição (Palato em ANS) estabelece a Área de Avaliação 5 e a Área de Avaliação 6, que juntas avaliam quaisquer alterações que ocorram na dentadura maxilar. No crescimento normal, os molares superiores e os incisivos superiores crescem no seu eixo polar.

Na Área de Avaliação 5, avaliamos o que vamos fazer com os molares superiores - segurar, intruir, extrudir, distalizar ou trazê-los para a frente.

Na Área de Avaliação 6, avaliamos o que vamos fazer com os incisivos superiores - intruir, extrudir, retrair, avançar, torcer ou inclinar.

5ª Área de sobreposição (plano estético no cruzamento do plano oclusal)

Zona de sobreposição 5 (Zona de avaliação 7)

A quinta área de sobreposição (Plano Estético no cruzamento do Plano Oclusal) estabelece a Área de Avaliação 7, com a qual avaliamos o perfil dos tecidos moles. No crescimento normal, a face torna-se menos protrusiva em relação ao plano estético. Utilizamos a Área de Sobreposição 5 e a Área de Avaliação 7 para avaliar o efeito da nossa mecânica no tecido mole do rosto.

Demonstração de sobreposição e avaliação Utilizando o traçado de M.G. da

Parte 3 (página anterior) e a OVT que construiu na Parte 3, gostaríamos agora de percorrer as cinco áreas de sobreposição e as sete áreas de avaliação para avaliar essa OVT.

A área de sobreposição 1 é o primeiro ponto de controlo para avaliar a alteração do eixo facial e a alteração do queixo. Colocar a sua VTO sobre o traçado original de M.G. em Basion-Nasion no ponto CC. Verá que o eixo facial se abriu um ou dois graus. Por conseguinte, a mecânica abrirá o eixo facial 1° a 2°.

A área de sobreposição 2 é o segundo ponto de controlo para avaliar a alteração maxilar, alteração do ponto A. Colocar a sua VTO sobre o traçado original de M.G. em Basion-Nasion at Nasion. O ângulo Basion-Nasion-Ponto A não se altera num crescimento normal. Ao olhar para o seu traçado, verá que o Ponto A foi reduzido em 2 mm. Por conseguinte, consideramos que a nossa mecânica irá reduzir o Ponto A durante o tratamento deste doente.

A área de sobreposição 3 é o terceiro ponto de controlo para avaliar a dentição mandibular, o molar inferior e o incisivo inferior. Colocar a sua VTO sobre o traçado original de M.G. no Corpus Axis em PM. Mostra que gostaríamos de inclinar os incisivos inferiores para a frente cerca de 2 mm e trazer o molar inferior para a frente cerca de 4 mm.

A Área de Sobreposição 4 é o quarto ponto de controlo para avaliar a dentição maxilar, os molares superiores, os incisivos superiores e o Ponto A. Colocar a sua VTO sobre o traçado original de M.G. no palato em ANS. Uma vez que estamos a trazer os incisivos inferiores e os molares inferiores para a frente, apesar de este caso ser uma má oclusão de Classe II, tudo o que temos de fazer é segurar o molar superior para realizar a correção da Classe II. A avaliação dos incisivos superiores mostra que teremos que retrair e torcer os incisivos superiores. Também mostra que o uso potencial de elásticos de Classe II e torque nos incisivos superiores vai reduzir o Ponto A.

A área de sobreposição 5 é o quinto ponto de controlo para avaliar o tecido mole do rosto. Coloque a sua VTO sobre o traçado original de M.G. no plano estético onde o plano oclusal o atravessa. Vemos que a redução da dentadura superior resulta numa grande redução do perfil dos tecidos moles.

demonstrámos a utilização do Objetivo de Tratamento Visual como ferramenta de gestão. Estabelece cinco áreas de sobreposição, que nos permitem estabelecer sete áreas de avaliação. Consideramos que esta é uma forma muito lógica de olhar para qualquer caso e que nos permite tratar sempre da mesma maneira. À medida que prosseguirmos nesta série, iremos aprofundar a avaliação dos casos à medida que avançamos nas nossas sequências de Classe II divisão 1, Classe II divisão 2 e Classe III mecânica.

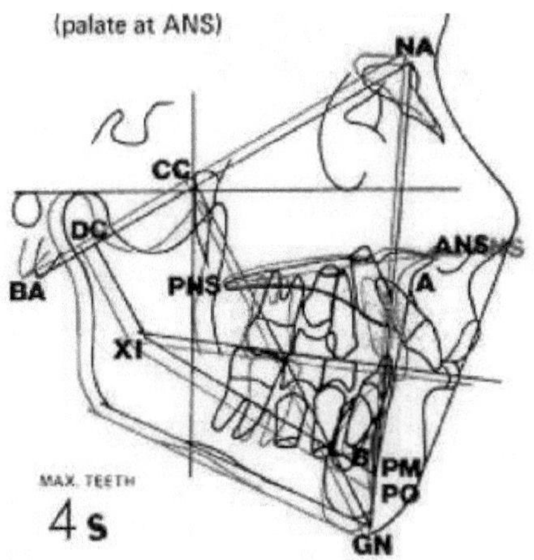
(palate at ANS)
NA
CC
DC
BA
PNS
ANS
A
XI
PM
PO
GN
MAX. TEETH
4s

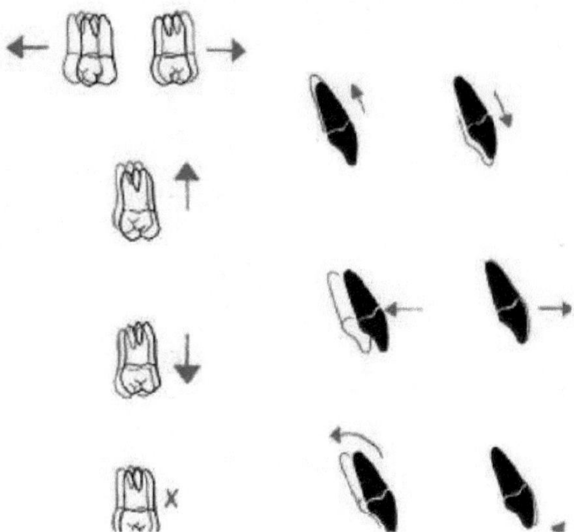
5E - Upper Molar Evaluation
6E - Upper Incisor Evaluation

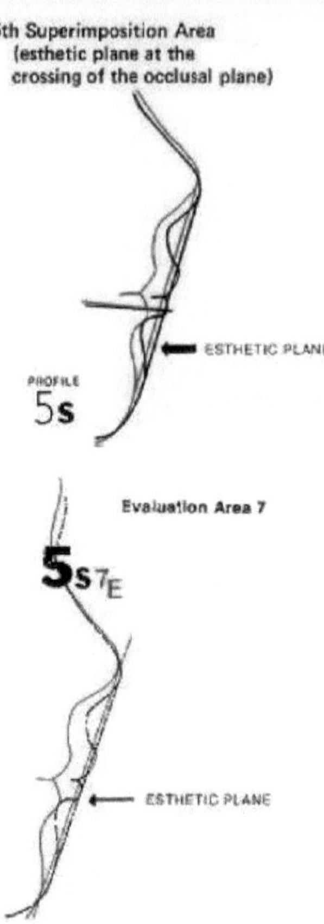

2)Método de Holdaway [1]

Etapa I

O primeiro passo é colocar uma folha limpa de material de decalque sobre o decalque original, copiando

(1) a zona frontonasal, tanto de tecidos duros como moles, com o nariz de tecidos moles transportado para baixo até perto do ponto em que o contorno do nariz começa a mudar de direção

(2) a linha sela-naso

(3) a linha A do ponto de nascente.

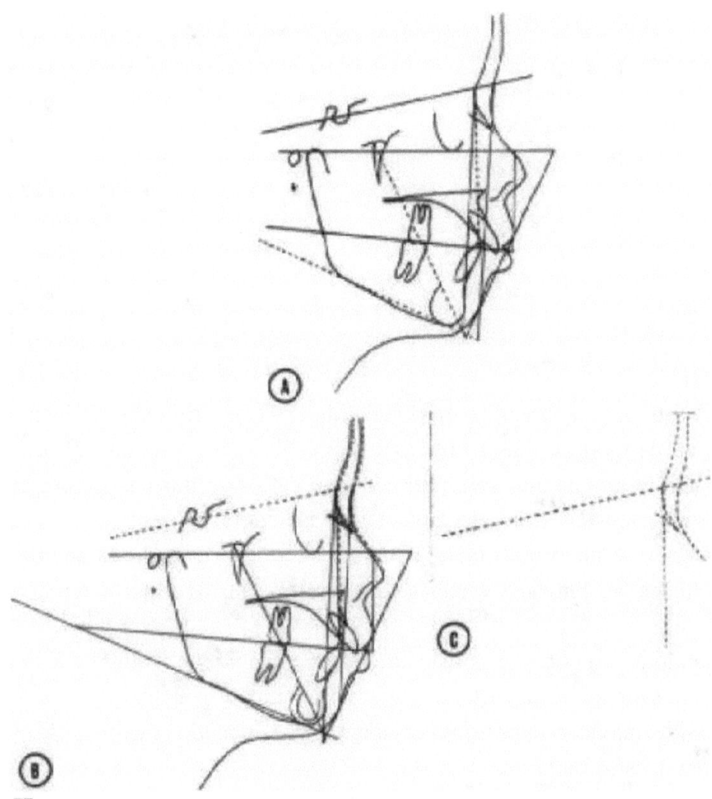

Etapa II

Primeiro, sobrepor a linha SN e mover o traçado para mostrar o crescimento esperado (0,66 a 0,75 mm por ano, exceto se for esperado um surto de crescimento pubertário a partir de estudos da placa do pulso).

Em segundo lugar, copiar o contorno da sela.

Em terceiro lugar, copiar ou alterar o eixo facial (foramen rotundum de Ricketts para gnathion) como se espera que ele se comporte de acordo com o tipo facial do paciente e a mecânica de tratamento que se usa habitualmente em tais casos. (A linha do eixo facial é geralmente aberta cerca de 1°, mas pode até ser fechada se estiver confiante de que o crescimento mandibular do tipo rotativo para a frente ocorrerá durante o tratamento).

Nota: É importante compreender que a previsão de crescimento no nasion, ao longo da linha SN, é na verdade uma previsão geral para todas as estruturas do meio da face, incluindo o osso nasal, a maxila e os tecidos moles.

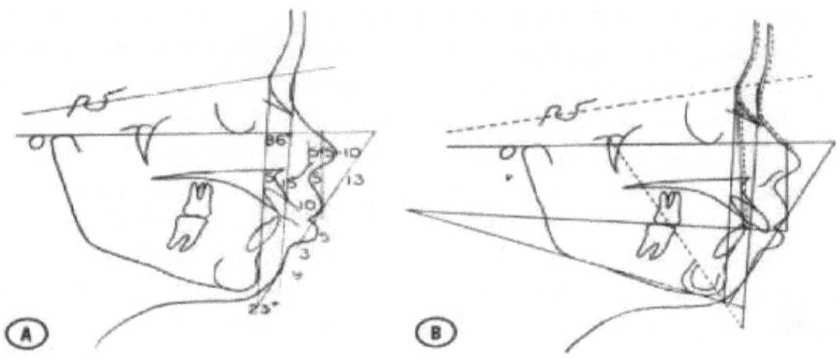

Etapa III

Em primeiro lugar, sobrepor o eixo facial da OVT ao original e deslocar a OVT para cima, de modo a que a linha SN da OVT fique acima da SN original. A quantidade de movimento será normalmente de 3 mm por ano de crescimento, exceto em períodos de surto de crescimento acelerado.

(Nota: uma vez que o eixo facial pode ser aberto ou fechado de acordo com o padrão facial, as linhas SN não serão paralelas se tivermos alterado o eixo facial).

Em segundo lugar, copiar a porção anterior da mandíbula, incluindo a sínfise e a metade anterior do bordo inferior. Desenhar também o queixo de tecido mole, eliminando qualquer hipertonia evidente na área do mento. (Arredondar ligeiramente esta área).

Em terceiro lugar, copiar o plano mandibular de Downs.

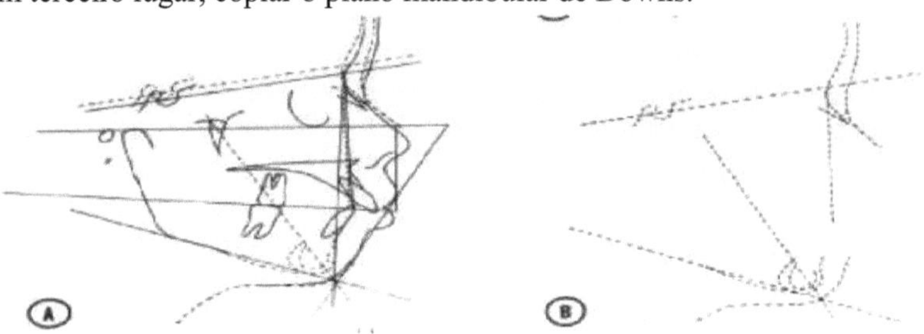

Etapa IV

Primeiro, sobrepor no plano mandibular e mover a VTO para a frente até que a sela original e a sela VTO estejam numa relação vertical.

A seguir, com o traçado nesta posição, copiar o ângulo goníaco, a borda posterior e o ramo.

Finalmente, sobrepor a sela para completar o côndilo.

Nota: Nesta altura, foi prevista a altura vertical total, bem como a localização para a frente das estruturas do queixo, tanto duras como moles, e foram tidos em consideração os efeitos da mecânica do tratamento na dimensão vertical. Não se deve abrir o eixo facial mais de 1° a 2°, porque uma abertura maior do que esta é geralmente incompatíveis com uma boa mecânica de tratamento.

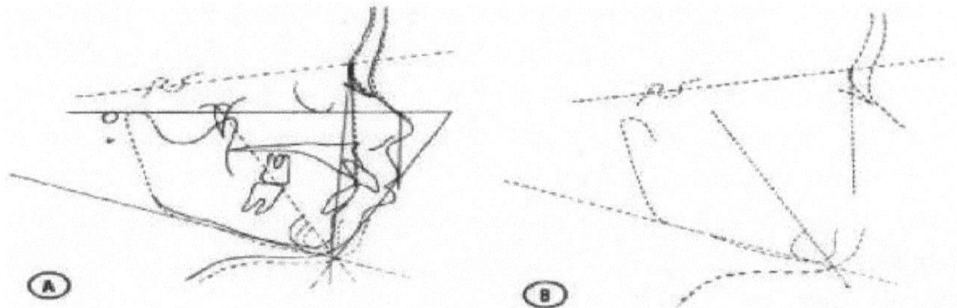

Etapa V

Primeiro, sobrepor a linha NA da VTO sobre a linha NA original e deslocar a VTO para cima até que 40% do crescimento total seja expresso acima da linha SN e 60% abaixo da mandíbula. (Nota: Isto pode variar consoante o tipo facial seja curto ou longo).

Em segundo lugar, com o traçado nesta posição, copiar a maxila para incluir os dois terços posteriores do palato duro, do PNS ao ENA até 3 mm abaixo do ENA.

Em terceiro lugar, também com o traçado nesta mesma posição, completar o contorno do nariz à volta da ponta até ao meio da superfície inferior.

Nota: O crescimento vertical do nariz ao longo dos habituais 18 a 24 meses de tempo estimado de tratamento acompanha o crescimento da maxila verticalmente até à base anterior do crânio. Assim, a sua relação com a ANS é relativamente constante. Em alguns casos, pode haver uma elevação do osso nasal e um maior desenvolvimento do volume nasal, mas isso é difícil de prever e, portanto, alguns narizes terão mudado de forma mais do que este procedimento de VTO sugere.

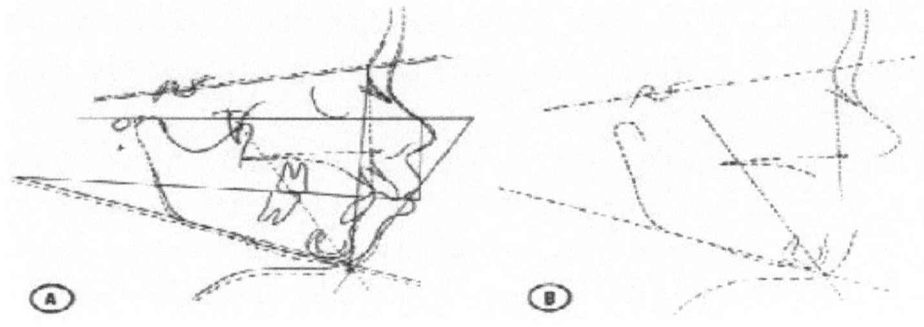

Etapa VI

Primeiro, com a VTO ainda sobreposta à linha NA, mover a VTO de modo a que o crescimento vertical entre a maxila e a mandíbula seja expresso 50%

acima da maxila e 50% abaixo da mandíbula.
Em segundo lugar, com o traçado nesta posição, copiar o plano oclusal.
Nota: Idealmente, o plano oclusal está localizado cerca de 3 mm abaixo do rebordo labial. Isto permite que o lábio inferior envolva o terço inferior das coroas dos dentes incisivos superiores. Se a inclinação do plano oclusal estiver correcta, deve ser mantida. Se não estiver, pode ser alterada em conformidade nesta fase. Em casos que envolvam lábios superiores curtos, pode não ser prático intruir os incisivos superiores até este ponto, mas a relação vertical dos dentes e do tecido gengival será mais agradável esteticamente se conseguirmos atingir este objetivo.

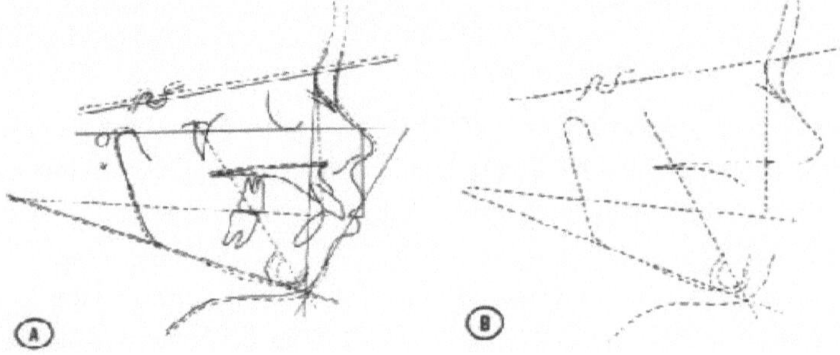

Etapa VII

Nota: Quando existe uma distribuição uniforme dos tecidos moles no perfil e o lábio superior tem um comprimento médio, e quando a inclinação da linha H não é afetada negativamente por uma convexidade ou concavidade facial excessiva, a profundidade do sulco superior medida em relação à linha H é ideal em 5 mm. Um intervalo de 3 a 7 mm permite manter o tipo com lábios curtos e/ou finos e lábios longos e/ou grossos. O refinamento adicional da técnica, que abrange todas as situações acima referidas, é obtido através da utilização da linha vertical do plano de Frankfort até ao bordo do vermelhão do lábio superior, que é ideal a 3 mm, com um intervalo de 1 a 4 mm. Para encontrar o ponto ao longo do bordo inferior do contorno do nariz em que a nova linha H o intersectará, são utilizadas as duas perspectivas nos casos excepcionais que acabámos de mencionar.

Em primeiro lugar, alinhar uma régua tangente ao queixo e incliná-la para trás até um ponto em que exista uma medida de 3 a 3,5 mm para o contorno do sulco superior do traçado original e desenhar a linha H até este ponto. À medida que se redesenha a área do sulco superior para a nova ponta do ponto do lábio superior, desenvolve-se quase automaticamente uma profundidade de sulco superior de 5 mm. Se tiver problemas com isto, recomenda-se a utilização do modelo de contorno labial Jacobson-Sadowsky.

Em segundo lugar, com o traçado ainda sobreposto à maxila e à linha NA e utilizando o plano oclusal como guia para o contorno do lábio, desenhar o lábio superior desde o bordo do vermelhão até ao contorno. De seguida, a partir do ponto da borda inferior do nariz onde o seu contorno parou na VTO, desenhar a área do sulco superior. Este é um drapejamento gradual para o novo contorno da borda do vermelhão.

Em terceiro lugar, sobrepor a linha NA e o plano oclusal. Formar o lábio inferior, lembrando que de 1 mm atrás da linha H até 2 mm anterior pode ser excelente, dependendo das variações de espessura dos dois lábios. Novamente, a maioria dos casos cairá na linha H ou dentro de 0,5 mm dela.

Por fim, completar o drapeado do sulco inferior desde o lábio inferior até ao queixo, numa forma harmoniosa com o sulco superior.

(Nota: Não se espera que os lábios se tenham adaptado totalmente a esta posição em mais

do que cerca de metade dos casos no momento da retenção.

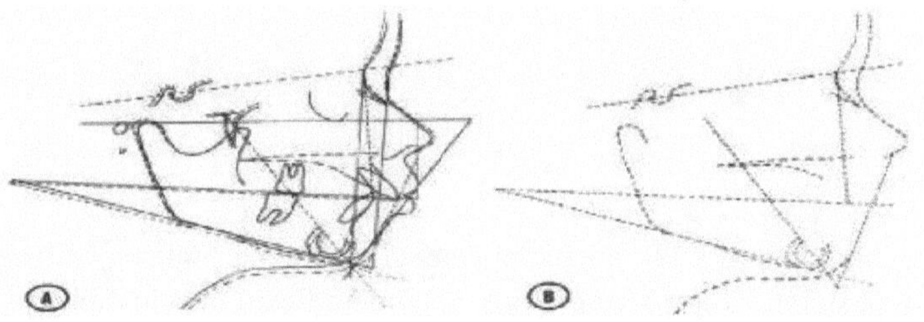

Etapa VIII

Em primeiro lugar, com as excepções referidas anteriormente, a tensão labial que se manifesta como uma conicidade excessiva do lábio superior é a nossa primeira consideração. A medida básica da espessura do lábio foi de 15 mm e a espessura na borda do vermelhão foi de 10 mm. Um milímetro de conicidade é normal, deixando um fator de tensão labial de 4 mm.

De seguida, interessa-nos saber quantos milímetros o lábio superior recuou em relação à sua posição original. Isto é medido com os traçados sobrepostos na linha NA e na maxila. No caso em apreço, este valor também é de 4 mm.

A terceira consideração é o "ressalto" do incisivo maxilar. Quando os incisivos superiores tiverem sido retraídos 5 mm ou mais e o caso tiver sido ligeiramente sobretratado para uma relação de sobremordida e sobressaliência dos incisivos quase de bordo a bordo, podemos esperar uma tendência de recidiva de cerca de 1,5 mm. Obviamente, não haverá tendência para se mover labialmente nos casos em que o incisivo superior não esteja retraído ou nos casos, tais como mordidas cruzadas anteriores e/ou casos de Classe III, em que os incisivos superiores tenham sido expandidos labialmente. Neste caso, a retração do incisivo é significativa, e utilizaremos 1,5 mm para o ressalto do incisivo.

Neste doente em particular, os cálculos seriam os seguintes:

(1) Eliminação da deformação dos lábios, 4 mm.

(2) Alteração do lábio superior, 4 mm.

(3) Rebatimento do incisivo maxilar, 1,5 mm.

Finalmente, com o traçado ainda sobreposto à linha NA e à maxila, colocar o modelo do incisivo superior, tendo em conta a quantidade que deve ser reposicionada (9,5 mm neste caso), a sua inclinação axial e a relação do bordo incisal com o plano oclusal, e desenhar o dente.

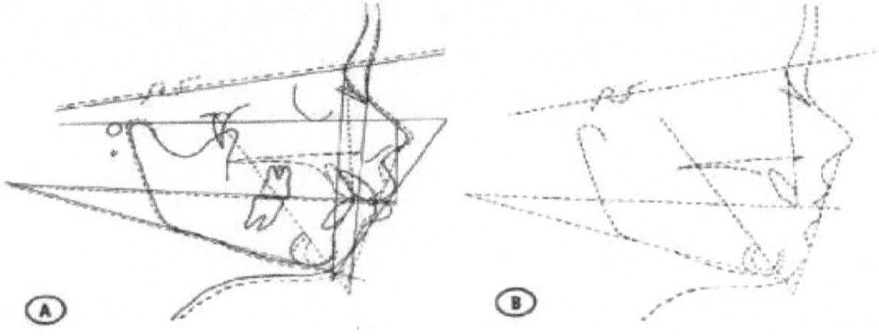

Etapa IX

Primeiro, sobrepor a VTO no plano mandibular e na sínfise. Utilizando o modelo, reposicionar o incisivo inferior de modo a ficar em oclusão de retenção ideal com o incisivo superior, utilizando o plano oclusal como guia e inclinando o dente em torno do ápice, exceto se for necessário um movimento corporal para melhorar a forma da área do sulco inferior.

Segundo, com o traçado nesta mesma posição, medir a quantidade de movimento lingual dos incisivos inferiores. O dobro desta quantidade é a perda de comprimento da arcada devido à inclinação lingual do incisivo inferior (verticalização) ou ganho de inclinação labial quando indicado. Esta perda de comprimento da arcada é agora combinada com a discrepância do comprimento da arcada determinada a partir do modelo para obter a discrepância total do comprimento da arcada.

Neste caso, os cálculos seriam (1) perda de comprimento do arco devido à reposição, 2 x 4 = 8 mm;

(2) discrepância do modelo, 2 mm;

(3) discrepância total, 10 mm.

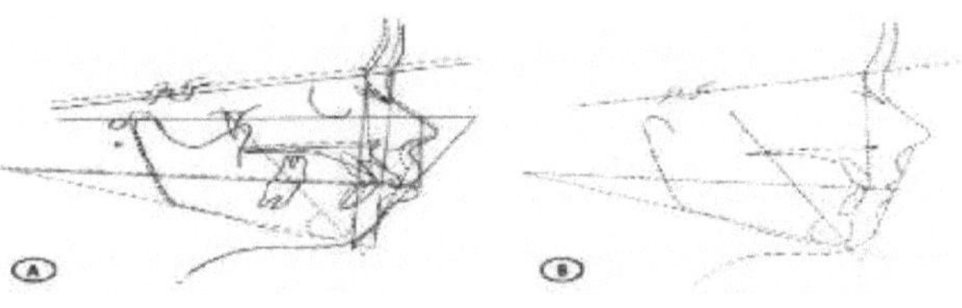

Passo X

Com o traçado sobreposto no plano mandibular e na sínfise e utilizando o plano oclusal como guia vertical, desenhar o molar inferior onde deve estar para eliminar o espaço remanescente se as extracções tiverem de fazer parte do plano de tratamento.

Nota: Ao utilizar a abordagem VTO, irá deparar-se com muitos casos em que os molares inferiores inclinados mesialmente podem ser verticalizados para ganhar toda a discrepância de comprimento da arcada modelo quando a posição do incisivo é adequada. A inclinação distal dos molares inferiores de 2,5 mm pode permitir o tratamento sem extração nos casos de uma discrepância de modelo de 5 mm. Noutros casos, especialmente nos que têm uma história de sucção do polegar ou dos lábios ou em que a extração em série está contra-indicada, a VTO mostrará que os incisivos inferiores precisam de ser movidos para a frente, aumentando assim também o comprimento da arcada e reduzindo a necessidade de extração. Ocasionalmente, ambas as abordagens podem ser utilizadas. Na minha opinião, os incisivos inferiores não devem ser movidos para a frente até um ponto mais de 1 mm anterior à linha A-pogonion, uma vez que a estabilidade pós-tratamento e a saúde periodontal a longo prazo são normalmente postas em perigo ao fazê-lo.

A utilização da VTO nesta altura para estudar e avaliar a ancoragem e o comprimento da arcada é uma das suas grandes vantagens. Se o molar inferior tiver que ser deslocado anteriormente até 3,5mm, os segundos pré-molares inferiores serão removidos. Há casos em que o processo alveolar é extremamente fino, particularmente nos casos em que a altura da face inferior é deficiente, em que os molares inferiores parecem ficar presos no osso cortical se os segundos pré-molares forem extraídos.

A extração dos segundos pré-molares em vez dos primeiros pré-molares aumenta, de facto, a ancoragem dos molares inferiores. Quando estes dois factores se combinam como contra-indicações para o movimento dos molares inferiores para a frente, por vezes é melhor considerar o estreitamento judicioso dos dentes através de decapagem e polimento do que extrair de todo.

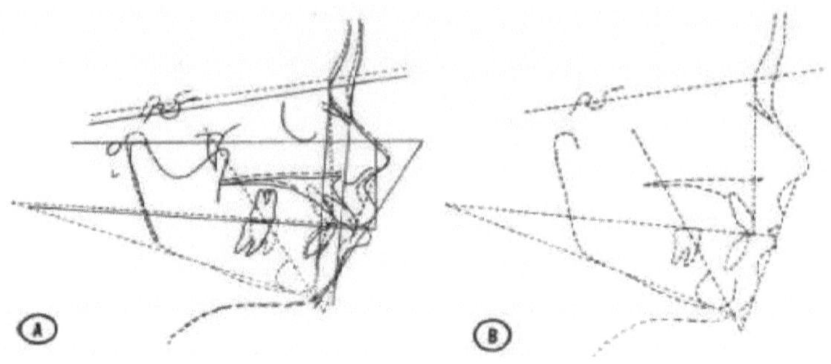

Etapa XI

Em primeiro lugar, utilizando o plano oclusal e o primeiro molar inferior como guia, com um modelo de dente, posicionar o primeiro molar superior em oclusão ideal de Classe I com o primeiro molar inferior.

Em segundo lugar, sobrepondo traçados na linha NA original e o contorno da maxila, avaliar a extensão do movimento do molar superior. Em casos que funcionaram como casos de não extração na arcada inferior, pode ser necessário pensar em outras alternativas de extração na arcada superior, como os segundos molares superiores quando bons brotos de terceiros molares estão se desenvolvendo ou os primeiros pré-molares superiores.

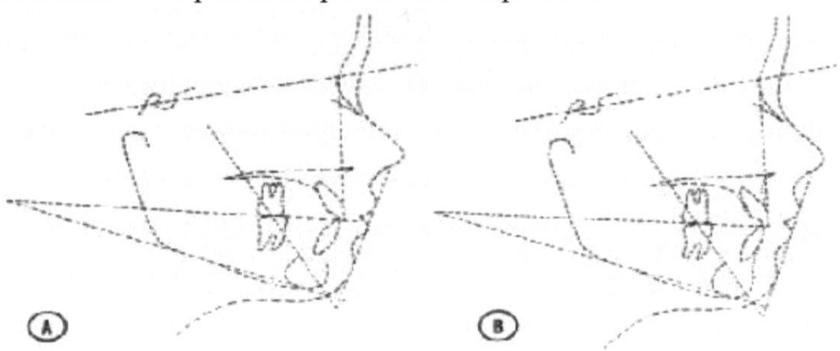

Etapa XII

Nota: Quanto à forma como o ponto A se altera com a retração dos incisivos, é imperativo que o clínico estude os traçados antes e depois de muitos casos, sobrepostos à linha NA original e ao melhor ajuste do maxilar, para obter a "sensação" deste passo. Obviamente, a mudança no ponto A é maior quando os ápices radiculares dos incisivos superiores são movidos a uma distância considerável do que quando os incisivos superiores são inclinados para lingual. Uma maior alteração no ponto A também é evidente quando o traçado é sobreposto desta forma, se formos utilizar forças ortopédicas mais pesadas, especialmente em pacientes mais jovens (na dentição mista).

Quando completada, a OVT pode ser utilizada não só na análise de casos e no

planeamento do tratamento, mas também, ao considerarmos a movimentação dos vários grupos de dentes para corrigir uma má oclusão, os procedimentos mecânicos que serão mais directos e eficientes na prática sugerem-se a si próprios. Também deve ser mencionada a utilidade das VTOs para monitorizar o tratamento a partir de filmes periódicos da cabeça. Utilizando tudo o que pensamos saber sobre o crescimento e os tipos faciais, por vezes descobrimos que a natureza tem outra coisa em mente e podemos ter de alterar o curso do nosso tratamento devido a uma resposta inesperada do crescimento.
Quando olhamos para o traçado de retenção, é evidente que os objectivos de movimentação dentária da VTO foram atingidos. As medidas da análise dos tecidos moles, embora tenham melhorado muito, ainda não atingiram os objectivos da VTO, embora a posição do queixo dos tecidos moles tenha melhorado 1°. Isso se deve ao fato de que os lábios ainda não se adaptaram completamente ao movimento dentário. Há um aumento da medida da espessura do lábio superior na borda do vermelhão de 10 para 16 mm. O ângulo H melhorou de 23° para 14°. No entanto, com uma convexidade de 2 mm, o ideal é que seja de 12°.
No seguimento de 7 anos mostrado, o ângulo facial dos tecidos moles é um ideal de 90°. A forma do sulco superior é excelente para ambas as linhas de referência. O lábio superior tem 1 mm de conicidade normal, com uma ligeira diminuição da espessura básica. A convexidade esquelética está reduzida a 0, e o ângulo H é ideal a 10°. O lábio superior completou as suas alterações adaptativas e tem uma conicidade de 1 mm. Vemos as mesmas alterações nas fotografias faciais deste paciente.

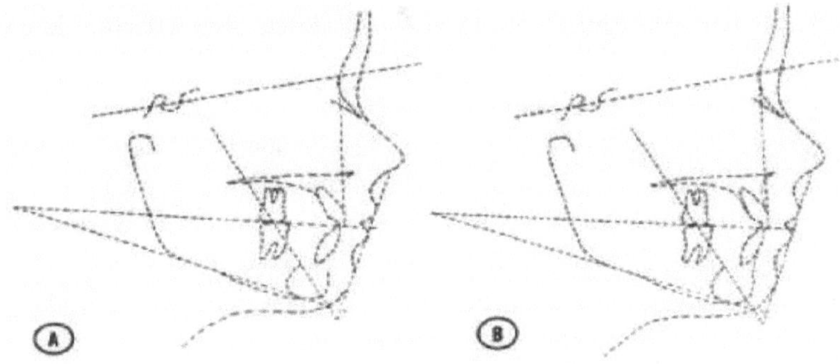

RESUMO

Para resumir, o perfil dos tecidos moles pode variar de muitas maneiras e ainda assim estar em equilíbrio e harmonia. Tanto os lábios como o queixo devem alinhar-se perto da linha H, mas temos de olhar para o lábio superior de uma perspetiva diferente ou na sua relação com uma linha perpendicular ao plano de Frankfort e tangente ao bordo do vermelhão para termos a certeza de que estamos a planear o melhor suporte labial possível para o caso em questão. O ângulo H, permitindo alguns graus para a variabilidade da espessura dos tecidos moles, deve aumentar à medida que a convexidade esquelética básica aumenta e, à medida que a convexidade aumenta, os incisivos inferiores terão de ser deixados mais para a frente do que num perfil esquelético reto ou côncavo. Uma cobertura tegumentar espessa na área do queixo também pode alinhar eficazmente o perfil facial inferior, onde os incisivos inferiores estão mais à frente do que estamos habituados a ver. Este princípio também pode ser aplicado deslocando cirurgicamente o queixo ósseo para a frente até que os três pontos-chave do tecido mole fiquem alinhados. Uma vez que existem grandes variações na convexidade esquelética, a padronização da posição do incisivo inferior em relação à sua base de apoio apical, medida no ângulo do incisivo mandibular de Frankfort, não reconhece que os incisivos superiores podem ser retraídos demasiado, deixando um lábio superior "aerodinâmico" que não é esteticamente agradável. A localização do incisivo inferior em relação à linha esperada entre o ponto A e o pogónio é um pouco melhor, mas continua a não reconhecer a ampla gama de variabilidade na espessura dos lábios e do tecido mole do queixo. Também devemos ter cuidado para não "desestimular" os casos com bom equilíbrio facial, com convexidade esquelética bastante normal e apenas 5 mm ou 6 mm de discrepância no comprimento da arcada inferior.

Finalmente, é completamente prático, como procedimento de planeamento do tratamento, abordar as alterações ortodônticas propostas a partir de uma perspetiva de análise dos tecidos moles, fazendo alterações apenas até ao ponto em que o melhor perfil de tecidos moles possível seja estabelecido, e depois calcular o movimento dentário necessário para desenvolver relações de perfil ideais.

3) Segundo a descrição de Thomas Katona [14]

No caso da Análise de Steiner, pode ser demonstrado com princípios geométricos que a soma dos quatro ângulos seguintes é sempre igual a 180 graus: ANB, incisivo maxilar em relação ao plano NA (1 para NA), incisivo mandibular em relação ao plano NB (1 para NB) e o ângulo interincisal (1 para 1)[15] Esta é uma verdade matemática invariável que pode ser utilizada para melhorar a cefalometria como uma ferramenta clínica.

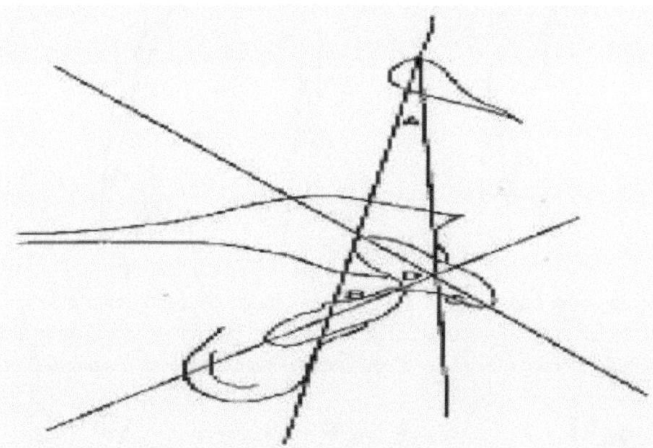

Fig. 1 A soma dos 4 ângulos seguintes é sempre igual a 180°: ANB (A), 1 para NB (B), 1 para NA (C) e 1 para 1 (D).

Por exemplo, no planejamento do tratamento, é difícil estimar a posição final desejada dos incisivos superiores, principalmente nos casos de cirurgia ortognática, em que a terapia ortodôntica para remoção das compensações dentárias precede a cirurgia. Combinando o julgamento clínico e o uso da verdade matemática acima, a visualização da posição final dos incisivos superiores torna-se muito mais clara.

O primeiro passo para obter o objetivo visual do tratamento envolve um julgamento clínico - a determinação da angulação desejada do incisivo inferior em relação ao plano do NB. O posicionamento dos incisivos inferiores tem sido amplamente discutido e muitas normas e desvios-padrão para este ângulo têm sido apresentados.[16] No entanto, no planeamento real do tratamento, a angulação desejada do incisivo inferior em relação ao plano do NB deve ser deixada ao critério de cada clínico.

A relação entre os incisivos superiores e inferiores foi proposta por Downs como o ângulo interincisal[17] . Ele sugeriu um valor normal de 131° ± 3° para representar a relação ideal entre esses dois dentes. Riedel, no entanto, sugeriu que a relação entre os incisivos superiores e inferiores é melhor determinada por considerações funcionais e estéticas[18] Do ponto de vista funcional, a relação entre o contorno da coroa lingual maxilar e a posição do bordo incisal mandibular é mais importante do que o ângulo interincisal. Considerando a estética, Riedel sugeriu que o ângulo da coroa facial dos incisivos superiores e inferiores deve aproximar-se dos graus ou de uma linha reta

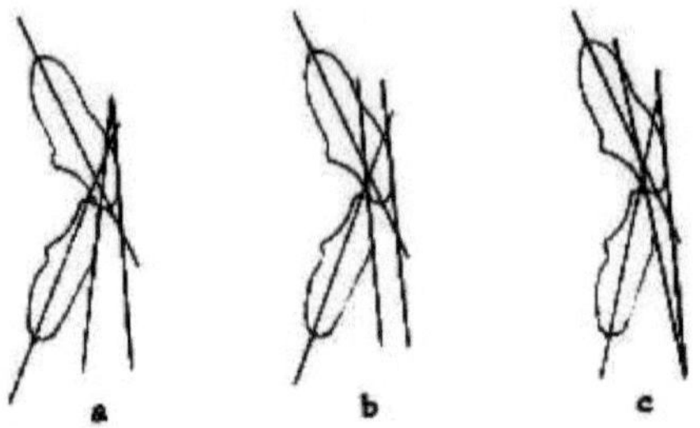

Fig. 2 (a) Ângulo da coroa facial de 11° indica que os incisivos estão demasiado inclinados. (b) Um ângulo da coroa facial de 0° (as superfícies faciais são paralelas) indica uma estética ideal dos incisivos. (c) O ângulo da coroa facial de -8° indica que os incisivos estão demasiado verticalizados.

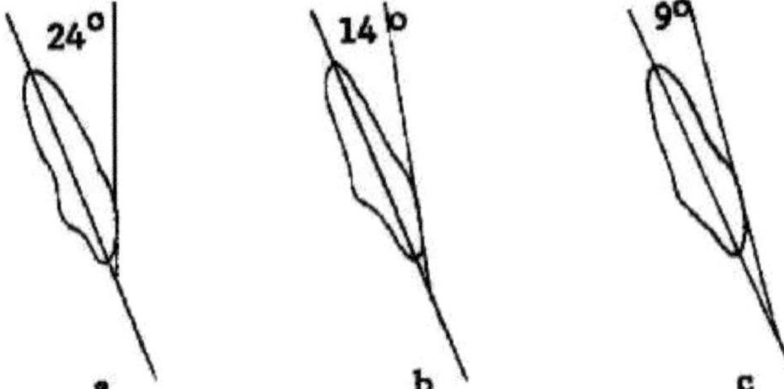

Fig. 3 O ângulo formado entre a face da coroa e o longo eixo do Incisivo difere em cada um destes três exemplos: 1 para NA (C), e 1 para 1 (D).

Três incisivos com orientações axiais paralelas. O ângulo formado pela superfície facial da coroa e o longo eixo do dente difere em cada exemplo. Devido às variações na angulação entre o eixo da coroa e o eixo da raiz, como se observa na dilaceração, um ângulo facial ideal da coroa de 0 graus nem sempre se correlaciona com um único ângulo interincisal "ideal". O ângulo interincisal mais apropriado para um caso particular deve ser determinado desenhando uma "configuração" cefalométrica dos incisivos com um ângulo de coroa facial de 0 graus. O ângulo interincisal resultante pode ser lido a partir do desenho.

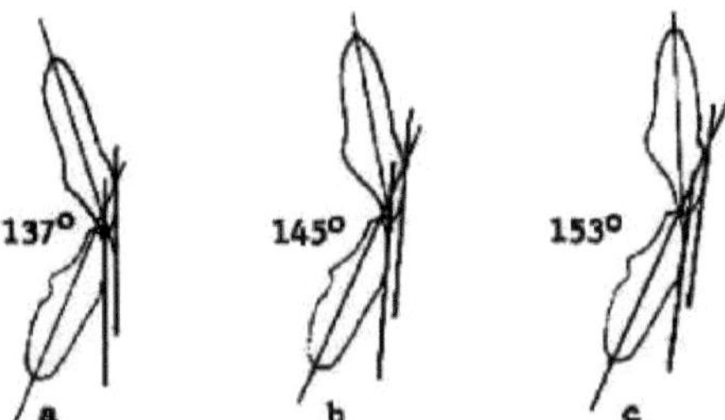

Fig. 4 Estes três exemplos mostram incisivos com um ângulo de coroa facial ideal de 0°. Devido às diferenças morfológicas entre o eixo da coroa e o eixo da raiz, o ângulo interincisal associado em cada

caso é diferente.

Com um segundo julgamento clínico - estimativa do ângulo ANB após o tratamento - torna-se agora uma questão de matemática simples para chegar à angulação do incisivo maxilar em relação ao plano NA. Somar os três ângulos: 1 para NB, 1 para 1 e ANB, e subtrair a soma de 180 graus para obter a medida final 1 para NA.

Assim, para aplicar esta VTO cefalométrica a um caso clínico são necessários cinco passos simples:

1. Determinar a angulação de 1 em relação ao plano NB.
2. Definir 1 para 1 num ângulo da coroa facial de 0 graus.
3. Medir o ângulo interincisal resultante.
4. Estimar o ângulo ANB esperado após o tratamento.
5. Calcular a angulação de 1 para NA necessária após o tratamento, utilizando a fórmula: 180° - (1 para NB) - (1 para 1) (ANB) = (1 para NA).

Utilizando esta VTO simples, é possível planear os requisitos de acabamento do tratamento e estimar o torque incisivo necessário, tendo em conta o padrão morfológico, a função e a estabilidade.

4) Conforme descrito por Lionel Sadowsky 4

Todos os perfis cefalométricos devem ser tirados na posição de lábios fechados, mesmo que os lábios estejam tensos para fechar. Os seguintes elementos devem ser traçados:

1. As bases cranianas anterior e posterior incluem o Basion (Ba) e a Sella Turcica (S).
2. A fissura pterigomaxilar. Utilizar o "Modelo de contorno labial" para localizar o forame redondo.
3. Borda lateral e inferior das órbitas.
4. Contorno anterior do osso frontal.
5. Osso nasal e nasion (N).
6. SNA e SNP e palato duro, também o ponto A (Subspinale) .
7. Dente incisivo central superior e seu processo alveolar.
8. Mandíbula, incluindo o côndilo, se possível, e a sínfise (bordo anterior e posterior).
9. Dente incisivo central inferior.
10. Primeiros molares maxilares e mandibulares.
11. Meato auditivo externo anatómico - para localizar, pode ser utilizado o "Modelo de contorno dos lábios".
12. Perfil dos tecidos moles para incluir a testa, o nariz, os lábios e o queixo.

As linhas seguintes são construídas sobre o traçado cefalométrico:

1. Linha Basion-Nasion (BaN).

2. Linha Nasion até ao ponto A (NA).
3. A Frankfort horizontal de Porion a Orbitale (Por-Or).
4. O plano oclusal.
5. Plano mandibular descendente.
6. O eixo facial (foramen rotundum abrindo para Gnathion GN), (c.f. Ricketts).
7. Linha de Holdaway (tecido mole do queixo até à ponta do lábio superior).
8. O plano facial (NPo).

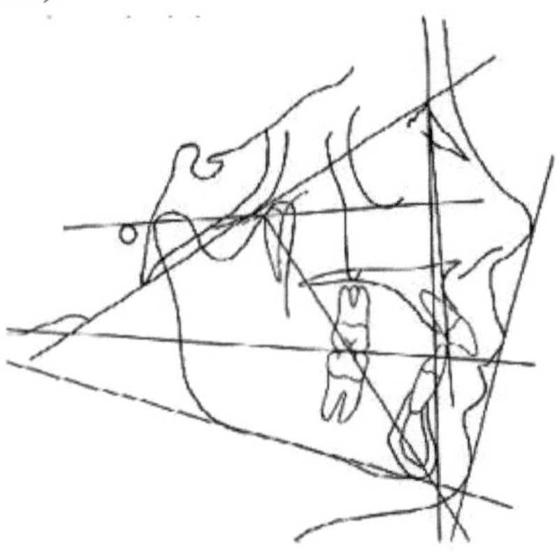

PASSO 1.

OBJECTIVO: Desenhar a área frontonasal, a linha BaN e a linha NA.

a) Colocar uma folha limpa de papel de acetato sobre o traçado cefalométrico original e copiar a zona frontonasal, tanto em tecido duro como em tecido mole, traçando através da ponte do nariz.

b) Copiar a linha BaN.

c) Copiar a linha NA.

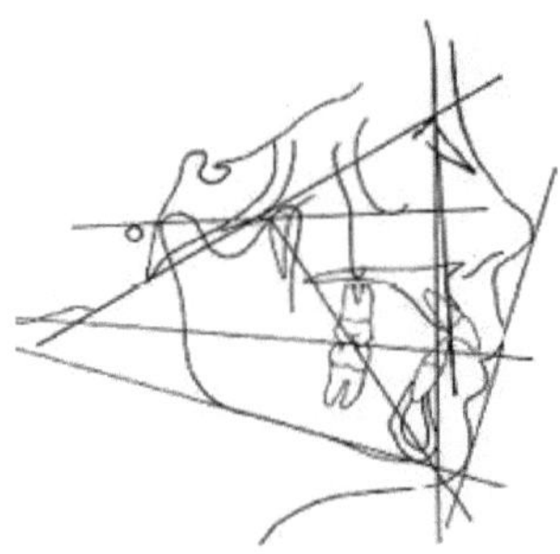

PASSO II

OBJECTIVO: Expressar o crescimento da zona frontonasal durante um período de dois anos (ou tempo estimado de tratamento).

a) Sobreponha a linha BaN e mova o traçado VTO. até que haja 1,5 mm de crescimento expresso na área frontonasal (os estudos do Dr. Holdaway S revelam que há aproximadamente 36 mm de crescimento por ano nesta área frontonasal).

b) Segurando a VTO. traçando na posição como em a) acima, copiar o eixo facial de Ricketts (foramen rotundum para Gnathion).

NOTA: Deve ser apreciado que o crescimento previsto em Nasion ao longo da linha BaN é, de facto, uma previsão global de todas as estruturas do meio da face, que incluem o osso nasal, a maxila e os tecidos moles nesta área.

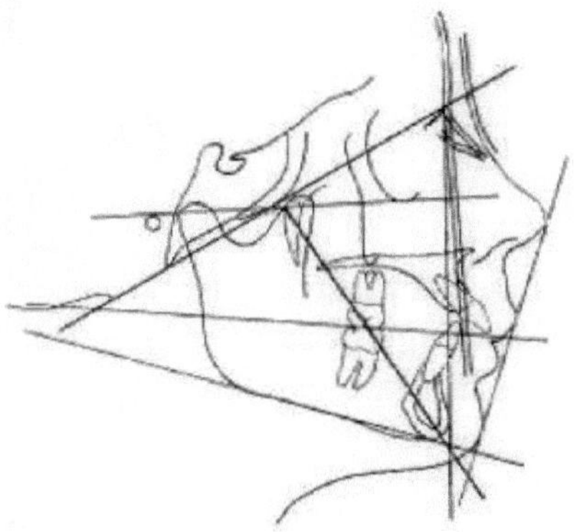

PASSO III.

OBJECTIVO: exprimir o crescimento em direção vertical da mandíbula e desenhar a porção anterior da mandíbula, o mento em tecido mole e o plano mandibular de Downs.

a) Sobrepor o eixo facial V.T.0. ao longo do eixo facial original. Deslocar o

Se o V.T.0 for traçado para cima, de modo a que a linha BaN do V.T.0 fique acima da linha BaN original, a distância entre estas linhas deve ser três vezes a quantidade de crescimento expressa anteriormente na área frontonasal. Por conseguinte, neste caso, o V.T.O. seria movido para cima aproximadamente 4,5 mm.

b) Mantendo esta posição, copiar a porção anterior da mandíbula para incluir a sínfise, o 1/3 anterior do bordo inferior da mandíbula e o plano mandibular de Downs. c) Desenhar o queixo de tecido mole a partir do seu ponto mais anterior, estendendo esta linha posteriormente. Eliminar qualquer hipertonicidade evidente (ação mentalis) arredondando esta área.

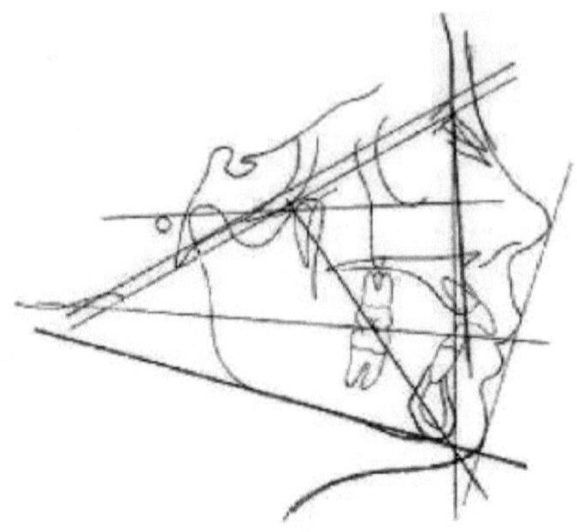

ETAPA IV

OBJECTIVO: Exprimir o crescimento em direção horizontal da mandíbula (ou da face inferior) e desenhar o bordo posterior da mandíbula

a) Sobrepor no plano mandibular e mover a O.T.V. para a frente até que os forames rotundos original e da O.T.V. estejam alinhados verticalmente.

b) Com o traçado nesta posição, desenha-se o bordo posterior e o ramo da mandíbula.

NOTA: A altura facial vertical total, bem como a localização do queixo para a frente, foram agora estabelecidas. A quantidade de crescimento para a frente no ponto do queixo será praticamente a mesma que no Nasion.

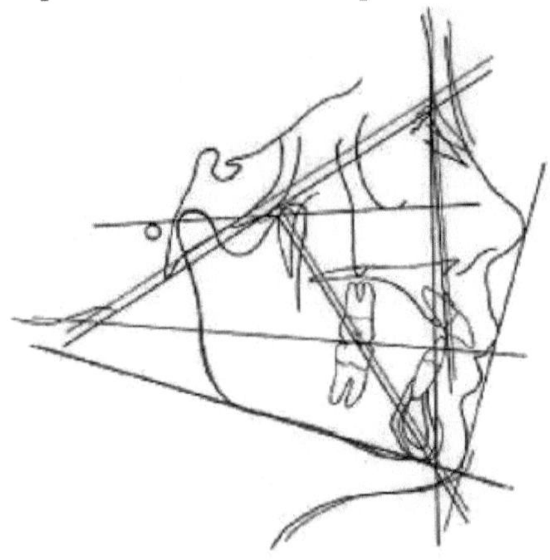

PASSO V.

OBJECTIVO: Localizar e desenhar a maxila e a metade inferior do nariz.

a) Sobrepor a linha V.T.0. NA sobre a linha NA original e mova a V.T.0. para cima até que o crescimento vertical expresso acima da linha BaN e abaixo do plano mandibular esteja na proporção de 40:60. Por outras palavras, há 40% do crescimento vertical total acima da linha BaN e 60% abaixo do plano mandibular.

b) Com o traçado do V.T.0. nesta posição, copie a maxila para incluir os 2/3 posteriores do palato duro, PNS para ANS até 2 mm abaixo do ANS.

c) Com o V.T.0. na mesma posição, desenhe o novo nariz até ao meio da superfície inferior do nariz. O crescimento estimado normalmente é paralelo ao contorno do nariz antigo nesta área. O crescimento médio do nariz é de 1 mm por ano.

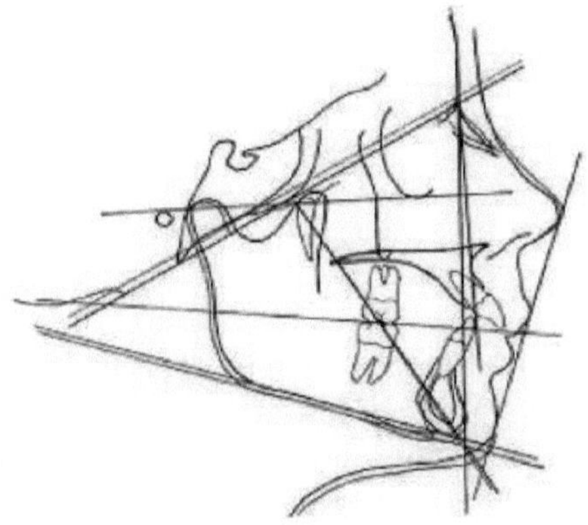

PASSO VI.

OBJECTIVO: Localizar e desenhar o plano oclusal.

a) Com a V.T.0. sobreposta à linha NA, deslocar o traçado da V.T.0. de modo que o crescimento vertical entre a maxila e a mandíbula seja expresso como estando 50% acima da maxila e 50% abaixo da mandíbula.

b) Com o traçado nesta posição, copiar o plano oclusal.

Geralmente, o plano oclusal está localizado 3 mm abaixo do rebordo labial, o que permite que o lábio inferior envolva o terço inferior dos dentes incisivos centrais superiores. Se a inclinação do plano oclusal no traçado original estiver correcta, então esta deve ser mantida. No entanto, se forem indicados ajustamentos, alterar em conformidade nesta fase.

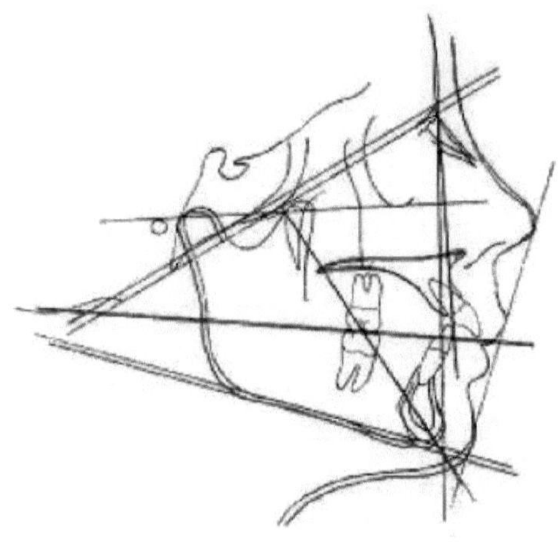

PASSO VII

OBJECTIVO: Determinar o contorno dos tecidos moles dos lábios utilizando a "nova" linha Holdaway (H-Line).

A vasta experiência do Dr. Holdaway permite-lhe avaliar com exatidão o perfil de tecido mole pretendido, desenhando a linha H (avaliada a partir da experiência clínica) e, em seguida, desenhando o perfil de tecido mole do lábio para se enquadrar na estrutura desta linha. A linha H estende-se desde o tecido mole do queixo até ao bordo inferior do nariz, mas toca na ponta do lábio superior.

Para ajudar os menos experientes, o "Modelo de Contorno dos Lábios" pode ser utilizado como ajuda na localização da linha H.

Os estudos do Dr. Holdaway demonstraram que, em perfis "ideais", a distância entre a profundidade do contorno do lábio superior e a linha H situa-se entre 3 e 7 milímetros.

Avaliar clinicamente o comprimento do lábio superior. Para lábios curtos, utilizar uma profundidade de sulco de 3 mm e uma profundidade de sulco de 7 mm para lábios compridos. Nos lábios de comprimento MÉDIO, é utilizada uma profundidade de sulco de 5 mm. Tendo avaliado o comprimento do lábio, utilize o "Modelo de contorno do lábio" para localizar a linha H.

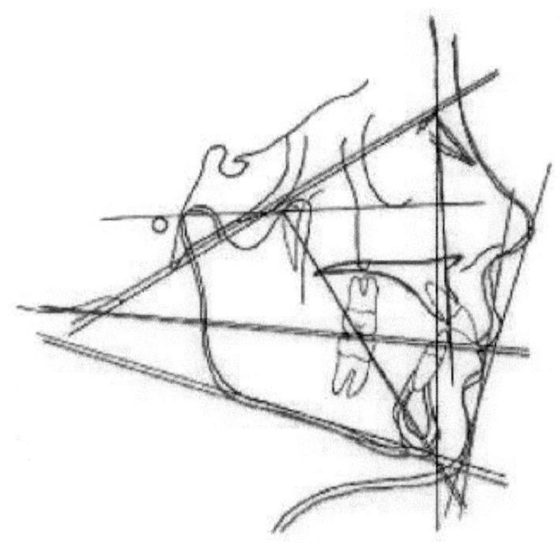

UTILIZAÇÃO DO MODELO

a) Avaliar o comprimento do lábio superior para determinar o perfil de contorno labial mais adequado para o doente.

b) Com a extremidade inferior da linha H tangente ao contorno do tecido mole do queixo, deslize a férula para cima ou para baixo até que o contorno do lábio esteja localizado 3 mm acima do plano oclusal.

c) Mantendo a extremidade inferior da linha H tangente ao contorno do queixo, mover a extremidade superior do modelo para a frente ou para trás até obter um contorno de perfil de tecido mole desejável, equilibrado e esteticamente "ideal".

d) Marque com um lápis um ponto nos centros dos círculos nas extremidades superior e inferior da linha H do modelo selecionado.

e) A união dos pontos marcados a lápis fornecerá a localização da linha H.

Depois de determinar a localização da linha H, a posição do contorno labial e a profundidade do sulco do lábio superior, estamos agora em condições de desenhar artisticamente os contornos dos lábios superior e inferior.

O lábio superior deve tocar apenas a linha H, enquanto o lábio inferior deve ficar aproximadamente '-nini anterior a esta linha.

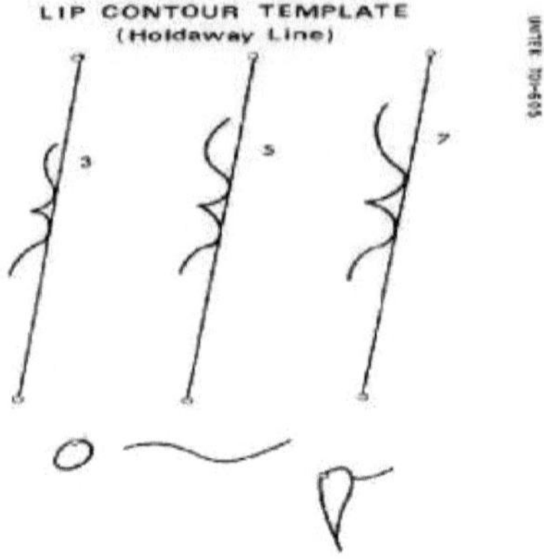

PASSO VIII

OBJECTIVO: Deslocar o incisivo central maxilar

PRINCÍPIOS:

1) Tensão labial - O Dr. Holdaway defende que, em perfis de tecidos moles bem equilibrados, a distância ao longo de uma linha horizontal que se estende entre um ponto 3 mm abaixo do ponto A original e o ponto em que a linha atravessa o lábio superior está dentro de 1 mm da distância entre a superfície vestibular do incisivo superior e a ponta do lábio superior. Se a medida inferior for inferior a 1 mm da medida superior, diz-se que existe tensão labial. Para eliminar a tensão labial quando esta existe, o incisivo superior é deslocado para trás, de modo a permitir que as leituras acima mencionadas fiquem a uma distância de 1 mm uma da outra

2) Quando não existe tensão labial, a retração dos incisivos superiores permite que o lábio superior se desloque para trás numa quantidade igual, ou seja, o lábio e os incisivos mantêm uma relação de 1:1.

3) Rebote do Incisivo Maxilar - Geralmente, durante o pós-tratamento, os incisivos maxilares tendem a mover-se labialmente 0,5 mm nos casos de Classe I e 1,5 mm nos casos de Classe 11. Isto é referido como "Incisor Rebound".

Neste doente em particular, os cálculos seriam os seguintes

a) Eliminação da deformação dos lábios4 mm

b) Movimento distal do lábio superior4 mm

c) Rebatimento do incisivo maxilar1 ,5 mm

total-9,5 mm

Sobrepor o traçado VT0. à linha NA e à maxila e traçar o incisivo maxilar, tendo em conta a quantidade que deve ser reposicionada. (neste caso, 9,5 mm). A inclinação axial deste dente é avaliada e o plano oclusal é utilizado para o localizar verticalmente. A ponta do incisivo maxilar toca no plano oclusal.

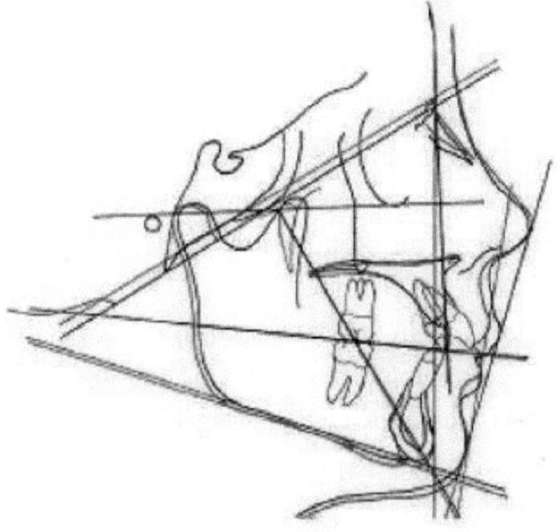

PASSO IX.

OBJETIVO: reposicionar o incisivo inferior e calcular a alteração do comprimento da arcada resultante.

1) Tendo localizado a posição do incisivo superior, julgar a posição e a inclinação axial do incisivo inferior

2) Para calcular a alteração do comprimento da arcada inferior, sobrepor o traçado no plano mandibular e registar na sínfise. Medir a distância entre a antiga e a nova posição dos incisivos e duplicar esta medida para determinar a discrepância do comprimento total da arcada.

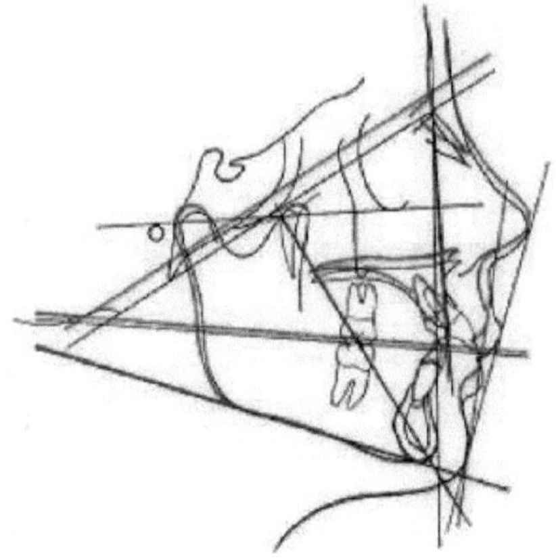

PASSO X.

OBJECTIVO: Para reposicionar o primeiro molar inferior, utilizar os modelos de gesso para determinar a discrepância do comprimento da arcada devido a apinhamento e/ou rotação. Neste caso, a discrepância é de 4 mm.

Sobrepor o traçado ao plano mandibular e registar na sínfise.

O reposicionamento dos incisivos foi de 2 mm para lingual, diminuindo efetivamente o comprimento da arcada inferior em 4 mm. A discrepância total do comprimento da arcada é agora de 4 + 4 mm = 8 mm.

Devido ao ligeiro reposicionamento lingual dos incisivos inferiores e à discrepância do comprimento total da arcada de 8 mm, é evidente que os segundos bicúspides devem ser removidos.

Se fossem extraídos dois primeiros bicúspides, seriam criados 15 mm de espaço, quando são necessários apenas 8 mm. Devido a considerações de ancoragem, a extração dos primeiros bicúspides está contra-indicada.

Neste caso, portanto, o primeiro molar inferior foi posicionado 3Hmm para a frente em ambos os lados. Espaço devido à extração de dois segundos bicúspides = l5mm O espaço necessário era de 8mm. Assim, para fechar o espaço residual, os molares foram avançados 3^mm de cada lado.

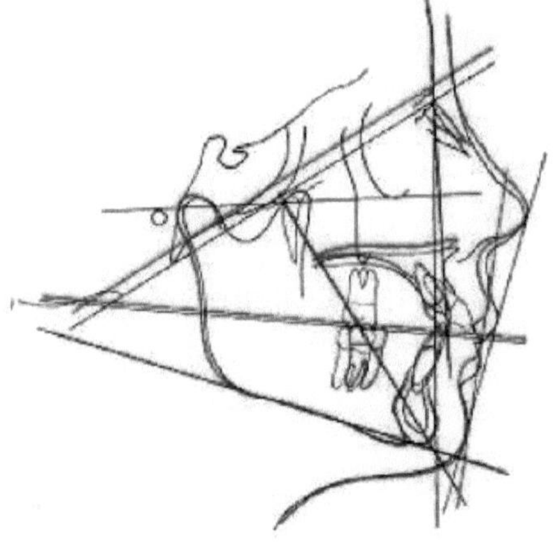

PASSO XI.

OBJECTIVO: Reposicionar o primeiro molar superior

Utilizando o plano oclusal e o primeiro molar inferior como guia, desenhar o primeiro molar superior em boa oclusão de Classe I com o primeiro molar inferior.

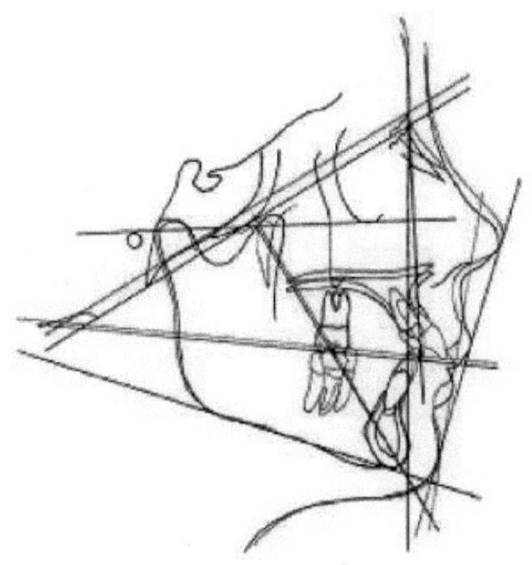

ETAPA XII.

OBJECTIVO: Realizar trabalhos artísticos

1) ANS para incisivo superior
2) Porção anterior do palato duro.
3) Alvéolo inferior lingual e labialmente.

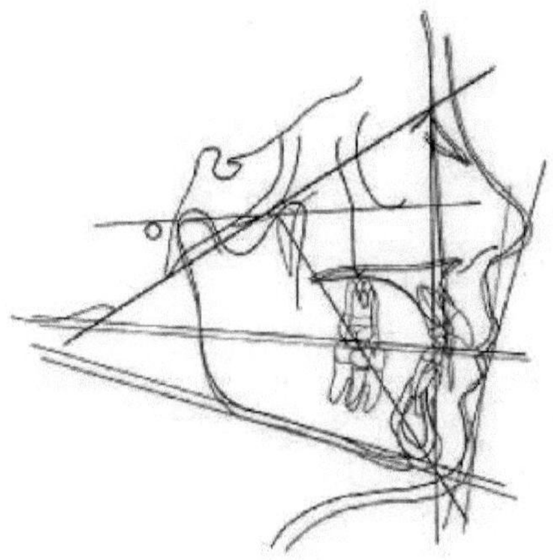

A sobreposição dos traçados V.T.O. e pós-tratamento mostra os resultados alcançados relativamente à previsão. Os lábios foram retraídos um pouco mais do que o previsto, a ponta do nariz cresceu um pouco menos do que o previsto e o crescimento vertical foi um pouco menor do que o previsto.

Capítulo 5

11) VTO CIRÚRGICO

1)Conforme descrito por Bassini e Cadei[19]

VTO CIRÚRGICO-ESTÉTICO

Para realizar a nossa VTO, começamos por um reposicionamento correto das partes moles do perfil, de modo a determinar as alterações necessárias no esqueleto e nos dentes.

O planeamento da oclusão é efectuado a partir do incisivo superior, tendo em conta a sua maior valência, tanto do ponto de vista estético como funcional.

A execução prática do VTO fornece um desenho em sequência das seguintes estruturas:

1 ***O lábio superior***: é desenhado de acordo com as alterações clinicamente efectuadas e respeitando a profundidade do sulco naso-labial.

2 ***O plano oclusal maxilar***: É colocado 2-4 mm abaixo do estomago, com uma inclinação de 6°+/-5° em comparação com o plano de Frankfurt.

3 ***O maxilar superior***: Sobrepondo o plano oclusal VTO ao plano oclusal do traçado original, determinamos uma posição vertical; sobrepondo o novo lábio (ponto A cutâneo) ao do traçado original, determinamos uma posição sagital.

4 ***O incisivo superior***: O incisivo superior representa o ponto essencial do planeamento, tanto do ponto de vista estético como funcional. Verticalmente, o bordo do incisivo e o novo plano oclusal coincidem. No plano sagital, **o** fator de alongamento de Holdaway é respeitado: praticamente, a superfície vestibular do incisivo é colocada de forma a que a espessura do bordo do lábio vermelho superior seja 1 ou 2 mm inferior à da mesma base labial. No que diz respeito à inclinação, colocamos o eixo longo dos incisivos paralelo ao eixo facial de Ricketts. Trata-se de um guia incisivo de oclusão correto e que reduz os riscos ligados à deslocação da mandíbula na posição intercuspidal dentária seguinte.

5 ***Auto-rotação mandibular***: uma vez reposicionada a maxila, o plano oclusal e o incisivo superior em relação ao lábio superior, a mandíbula deve ser rodada, com o seu centro de rotação a corresponder ao côndilo, até que o plano oclusal mandibular se sobreponha ao plano oclusal maxilar.

Se nivelarmos a curva inferior de Spee na ortodontia pré-cirúrgica, escolheremos o plano oclusal mandibular funcional que passa pelos molares e pré-molares. Pelo contrário, se nivelarmos a curva de Spee em ortodontia pós-cirúrgica, será escolhido o plano molar-incisivo.

6 ***O lábio inferior e o queixo cutâneo***: começamos a posicionar o queixo verticalmente: individualizamos o novo ponto Me' (Menton cutâneo) seguindo um critério linear (distâncias Me'-Sn ou Me'-St) ou um critério proporcional

(Me'- St:St-Sn=2:l). Sobrepondo uma segunda vez a nova Me' sobre a do traçado original, podemos determinar a nova posição da Me esquelética. Se quisermos posicionar no plano sagital o queixo e o lábio inferior, **referimo-nos** à linha Sn-Po' de Burstone que foi originalmente utilizada para estimar a proeminência dos lábios. Embora ainda não exista um ponto Po', já temos o lábio superior numa posição correcta. Por conseguinte, traçamos uma linha que parte de Sn e passa 3 mm atrás do ponto mais proeminente do lábio superior. Nesta linha posicionaremos o novo Po '.

2 mm. à frente dessa linha, posicionaremos o ponto mais proeminente do lábio inferior (LLP). Os valores de 3 mm. para o lábio superior e de 2 mm. para o lábio inferior em relação à linha Sn-Po' podem obviamente variar, de acordo com o grau de proeminência labial que se pretende dar.

Em seguida, traçamos uma linha que liga o novo LLP ao novo Po'; o novo ponto B' é posicionado 5 mm. atrás dessa linha, assegurando uma profundidade adequada ao sulco labio-mental.

Depois de termos posicionado os novos pontos de perfil LLP, B', Po' e Me', juntamo-los e sobrepomo-los aos pontos correspondentes do traçado original. Assim, obtemos a nova posição do bordo do incisivo inferior e dos pontos esqueléticos B, Po e Me.

Para concluir, traçamos o novo eixo facial de modo a inclinar corretamente o incisivo superior e, consequentemente, os inferiores.

Nesta altura, a OVT sobreposta ao traçado cefalométrico original mostrará os objectivos cirúrgicos e ortodônticos do nosso tratamento.

Em particular, no que diz respeito à cirurgia, será possível definir o tipo de operação vertical ou sagital.

Seremos informados se é possível efetuar uma osteotomia monomaxilar ou bimaxilar, com ou sem cirurgia do queixo.

As informações sobre o maxilar superior serão de particular importância.

De facto, com uma execução cirúrgica tradicional de OVT, um posicionamento do lábio superior é frequentemente considerado correto. Os resultados podem ser apreciáveis do ponto de vista oclusivo e funcional, embora por vezes decepcionantes do ponto de vista estético.

Em vez disso, se optarmos por reposicionar o maxilar superior (e o incisivo superior), de acordo com o lábio superior e a estética do terço médio da face, será mais fácil obter resultados funcionais e estéticos notáveis.

CONCLUSÃO

Na cirurgia ortognática, a estética deve estar associada à função.

Uma VTO cefalométrica com parâmetros funcionais, permitindo um planeamento de tratamentos ortodônticos-cirúrgicos combinados e observando ao mesmo tempo parâmetros estéticos.

O VTO baseia-se nos seguintes pontos:

Numa primeira fase, os tecidos moles do perfil têm de ser reposicionados e, numa segunda fase, os tecidos duros (bases do esqueleto e dentes).

Para fins estéticos e funcionais, o maxilar superior para cirurgiões e
o incisivo para os ortodontistas representa um guia para o tratamento. Por conseguinte, têm de ser, antes de mais, reposicionados em relação à mandíbula e ao incisivo inferior.

Embora a OVT seja uma prática cefalométrica que está estritamente ligada à análise cefalométrica, a decisão inicial sobre o maxilar superior deve ser tomada clinicamente, de acordo com a avaliação estética do lábio superior e do terço médio da face, uma vez que a cefalometria é inadequada.

Posteriormente, a decisão clínica é mostrada na VTO; assim, podemos quantificá-la e, por conseguinte, realizar o planeamento cirúrgico e ortodôntico seguinte, bem como fornecer informações detalhadas sobre as talas cirúrgicas.

Um projeto estético definitivo para a mandíbula só pode ser decidido quando a mandíbula está funcionalmente numa relação correcta com o crânio, tanto a nível articular como muscular.

2) Conforme descrito por Donald Gay [20,21]

CONSTRUÇÃO DE TRAÇADOS DE PREVISÃO VTO

Traçado de previsão de osteotomia maxilar anterior

A. A partir de uma radiografia cefalométrica com os lábios do paciente em repouso, é feito um traçado de todas as características, exceto a maxila e os dentes maxilares, o subnasal, o sulco labial superior, a prega labiomental e os lábios superior e inferior.

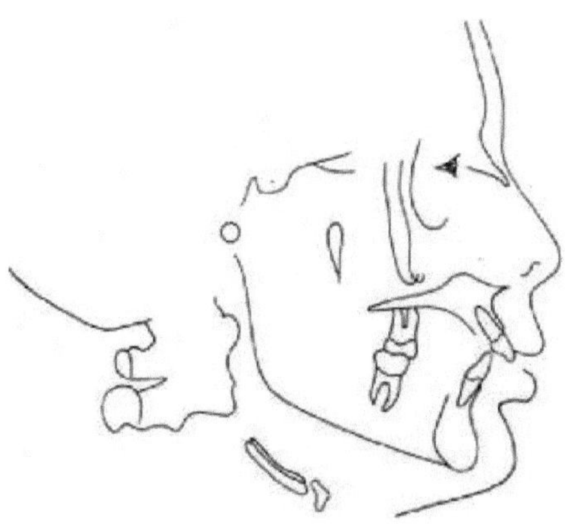

B. É construída uma férula separada da arcada maxilar, extraindo o dente que for necessário de acordo com o seu plano de tratamento e fechando o espaço de extração a partir da parte anterior. Assim, a quantidade de retração anterior é baseada no tamanho do espaço de extração. A maxila pode ser reposicionada verticalmente de acordo com a posição do incisivo superior em relação ao lábio superior em repouso. Idealmente, cerca de dois milímetros de estrutura dentária devem ser evidentes quando o lábio superior está relaxado. Observar a relação entre os incisivos superiores e inferiores. Pode-se agora decidir se é necessária a extração de um dente inferior, ou se uma relação interincisal adequada pode ser obtida através de uma alteração da inclinação axial.

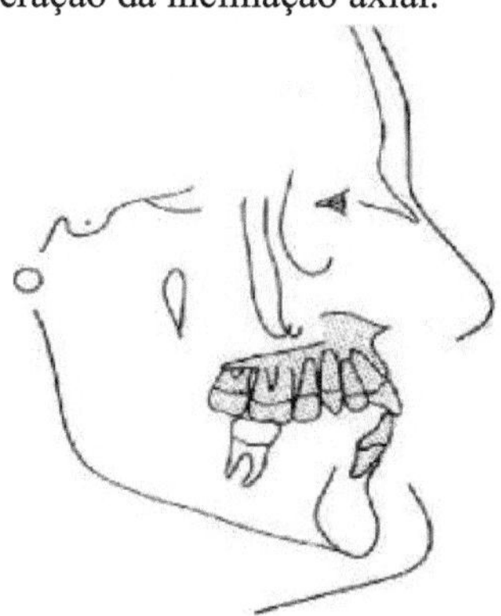

C. O subnasal pode agora ser adicionado ao traçado com base na quantidade de retração posterior dos incisivos superiores, e o plano facial superior e um ângulo de contorno facial aceitável podem ser traçados. Observar a relação do queixo de tecido mole com o plano facial inferior. Idealmente, deve situar-se nesta linha, pelo que a redução ou o aumento do mento pode agora ser planeado em conformidade. Após o reposicionamento da maxila anterior, é também traçado um novo comprimento do lábio superior e inferior. Assim, o queixo pode agora ser avaliado verticalmente, relacionando o seu comprimento com o comprimento corrigido do lábio inferior e modificado conforme necessário.

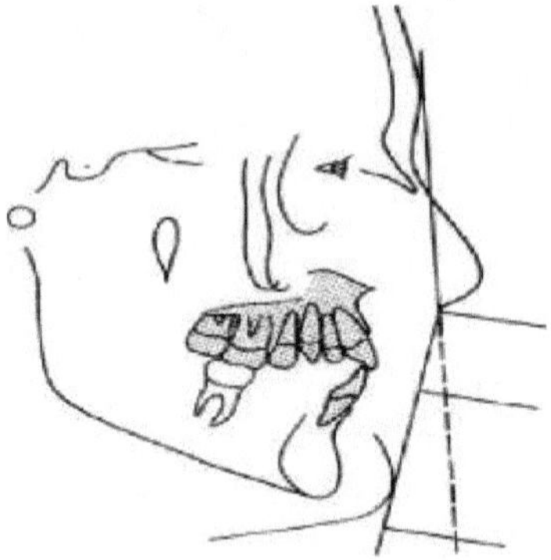

D. O perfil do lábio superior e o sulco labial superior podem ser adicionados, seguidos do perfil do lábio inferior e da prega labiomental, para produzir um contorno natural e para terminar o traçado de previsão.

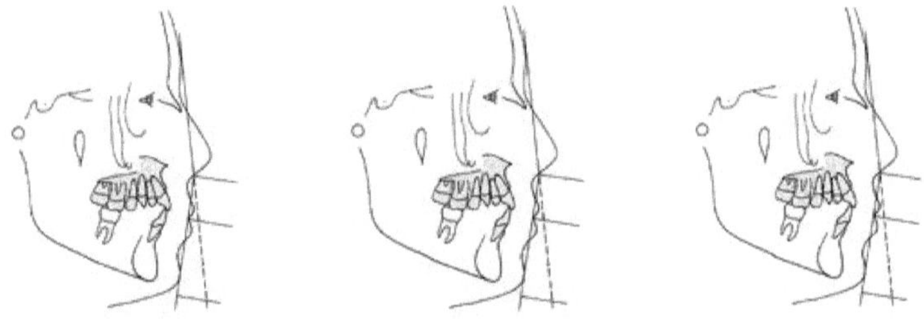

Traçado de previsão de osteotomia subapical mandibular

A. A partir de uma radiografia cefalométrica com os lábios do doente em repouso, é feito um traçado de todas as estruturas, exceto a porção alveolar anterior da mandíbula e os dentes mandibulares, o sulco labial superior, a prega labiomental e os lábios superior e inferior.

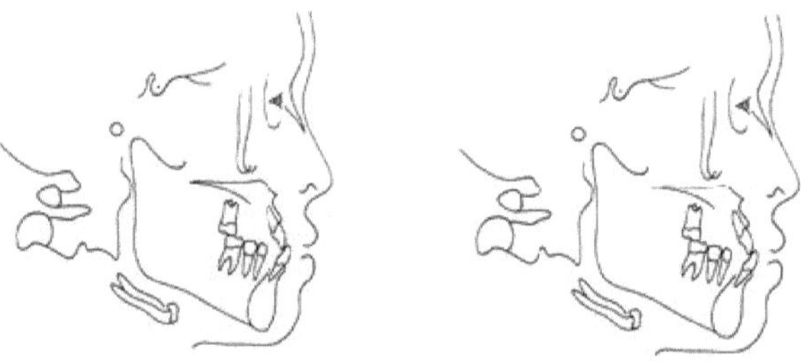

B. É feito um modelo separado da porção alveolar anterior da mandíbula, incluindo os dentes mandibulares, extraindo o dente que for necessário de acordo com o plano de tratamento e fechando o espaço a partir da parte anterior. Este segmento também é deslocado superiormente ou inferiormente se for indicada uma diminuição ou um aumento da altura vertical do terço inferior da face, com base no comprimento normal do lábio inferior. Observar a relação entre o incisivo superior e o incisivo inferior, e determinar o curso do tratamento ortodôntico da arcada maxilar para estabelecer uma relação interincisal satisfatória.

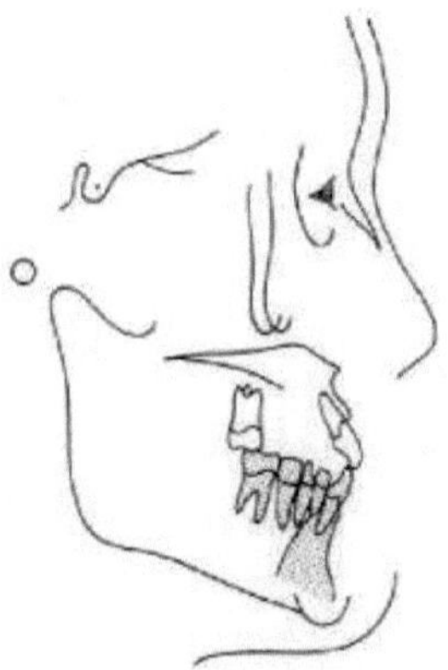

C. Construir agora o plano facial superior e um ângulo de contorno facial aceitável, juntamente com o novo comprimento dos lábios superior e inferior. A relação antero-posterior do queixo em comparação com o resto do perfil, com base na sua relação com o plano facial inferior, é avaliada e corrigida em conformidade. Adicionar o contorno dos lábios superior e inferior, o sulco labial superior e a prega labiomental.

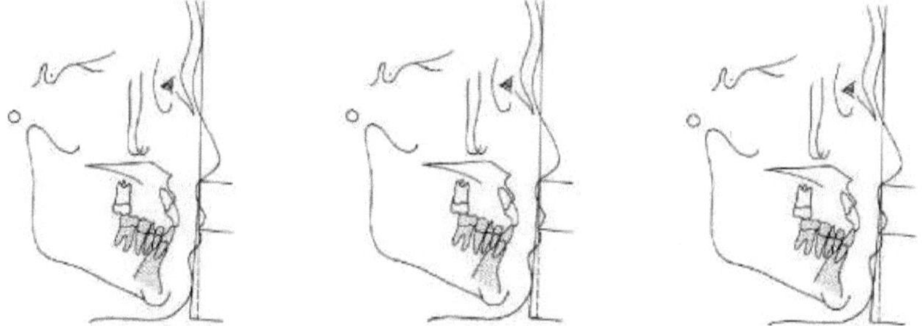

Traçado de previsão de osteotomia subapical maxilar e mandibular anterior combinada.

As deformidades que requerem osteotomias maxilares anteriores e osteotomias subapicais mandibulares podem ser planeadas combinando as técnicas de cada procedimento.

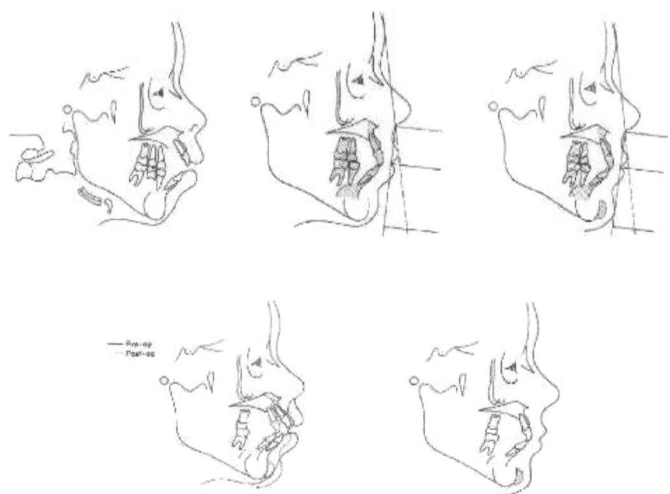

Traçado de previsão do avanço total do maxilar

A. É feito um traçado a partir de uma radiografia cefalométrica com os lábios do paciente em repouso, incluindo todas as estruturas, exceto a maxila e os dentes maxilares, o sulco labial superior, a prega labiomental e os lábios superior e inferior.

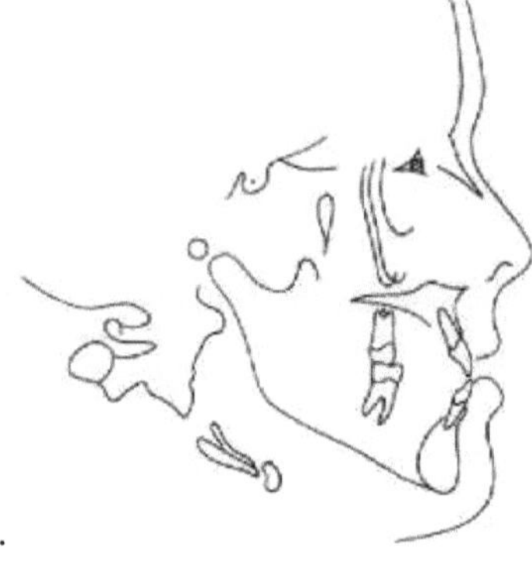

O paciente apresentava uma tendência de mordida aberta de oclusão de Classe III, um sulco labiomental agradável e um ângulo nasolabial ligeiramente obtuso.

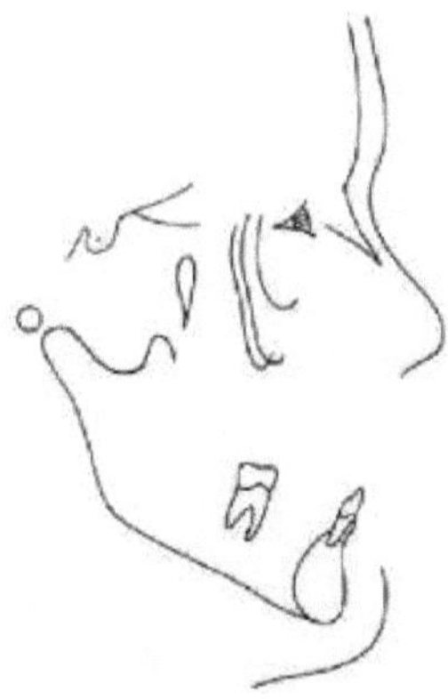

Primeiro passo na construção VTO do avanço total do maxilar.

B. Um modelo separado da maxila com dentes é construído e movido anteriormente até que os molares tenham atingido uma relação de Classe I, no caso de não extração, ou de Classe II, no caso de extração maxilar. Nesta altura, observa-se a relação interincisal entre os incisivos superiores e inferiores, a partir da qual se pode planear o curso do tratamento ortodôntico na mandíbula.

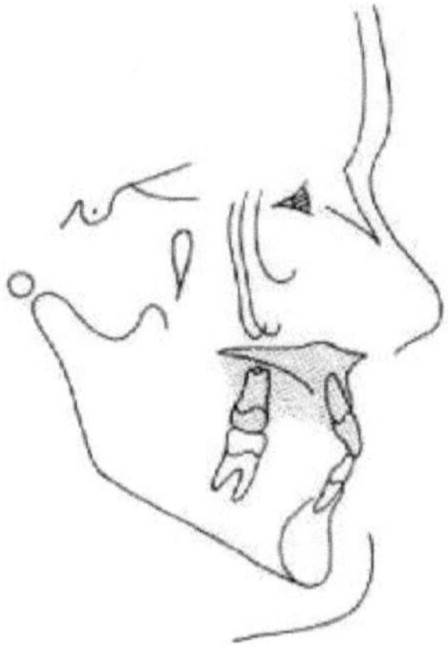

Modelo maxilar em posição corrigida.

C. O plano facial superior e um ângulo de contorno facial aceitável podem agora ser construídos juntamente com o novo comprimento dos lábios superior e inferior. Observar a posição do tecido mole do queixo em relação ao plano facial inferior para planear um possível aumento ou redução, conforme necessário, para o trazer para esta linha. A altura vertical do queixo também é avaliada tendo em conta o comprimento corrigido do lábio inferior.

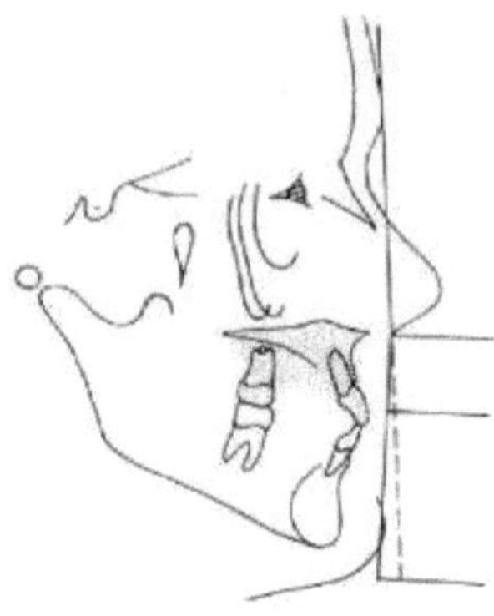

Observar a posição normal do queixo em relação ao plano facial inferior.

D. O perfil do lábio superior e o sulco labial superior são agora traçados, seguidos do perfil do lábio inferior e do sulco labial inferior, para produzir um contorno natural.

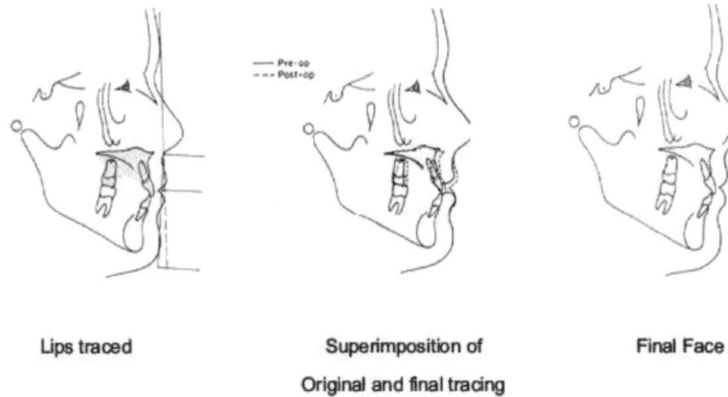

Lips traced

Superimposition of Original and final tracing

Final Face

Lábios traçados
Sobreposição do traçado original e do traçado final
Face final

Traçado de Previsão de Disostose Craniofacial

A. A partir de uma radiografia cefalométrica com os lábios do doente em repouso, é feito um traçado de todas as características, exceto a órbita, os olhos, o nariz, a maxila com os dentes maxilares, o sulco labial superior, a prega labiomental e os lábios superior e inferior.

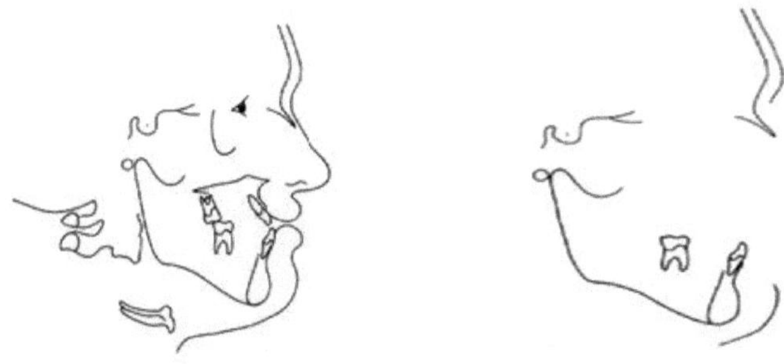

Primeiro passo na construção de VTO de disostose craniofacial.
O doente apresentava a síndrome de Crouzon
deficiência da face média, má oclusão de Classe III e mordida aberta anterior.
B. É construído um modelo separado que consiste no dorso nasal (até ao ângulo nasofrontal) e na maxila com os dentes maxilares.
C. Em caso de não extração dos dentes maxilares, a férula é reposicionada para uma relação molar de Classe I. Em caso de extração dos dentes maxilares, é reposicionada para uma relação molar de Classe II. Observar a posição do incisivo superior em relação ao incisivo inferior, a fim de determinar o curso do tratamento ortodôntico na arcada mandibular para estabelecer uma relação inter-incisal satisfatória.

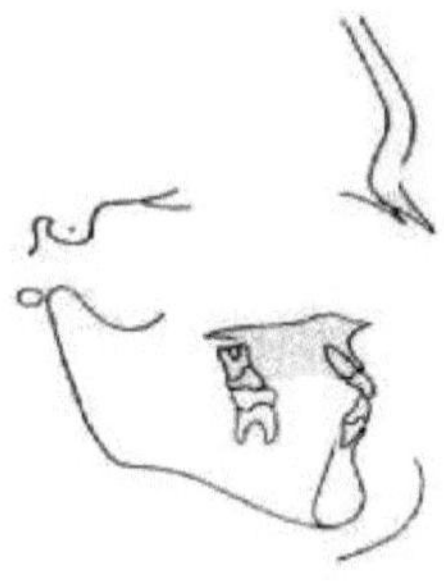

Modelo que representa a face média em posição corrigida.

D. A experiência tem demonstrado que o reposicionamento para baixo e para a frente descrito tenderá a aumentar o ângulo nasolabial, ao mesmo tempo que alonga ligeiramente o nariz, tal como descrito por Firmin.3 Com isto em mente, o nariz é traçado o mais próximo possível do contorno natural do doente.

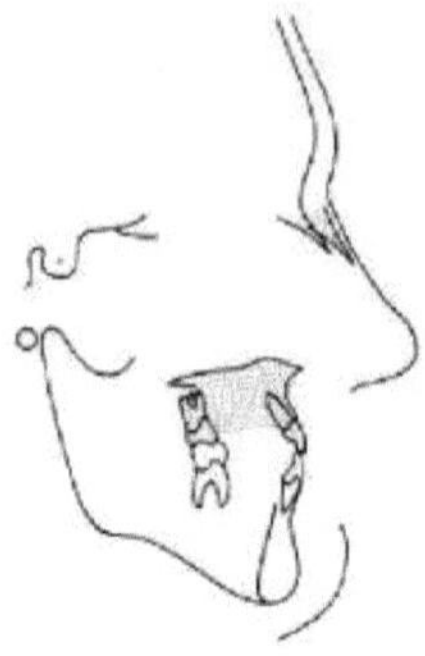

O nariz é traçado e é mantido um ângulo nasofrontal aceitável.

E. O plano facial superior e um ângulo de contorno facial aceitável podem agora ser adicionados, juntamente com o novo comprimento do lábio superior e inferior. Com base na posição do queixo em relação ao plano facial inferior construído e no seu comprimento em relação ao comprimento corrigido do lábio inferior, pode planear-se a redução ou o aumento do queixo, tanto no sentido ântero-posterior como no vertical.

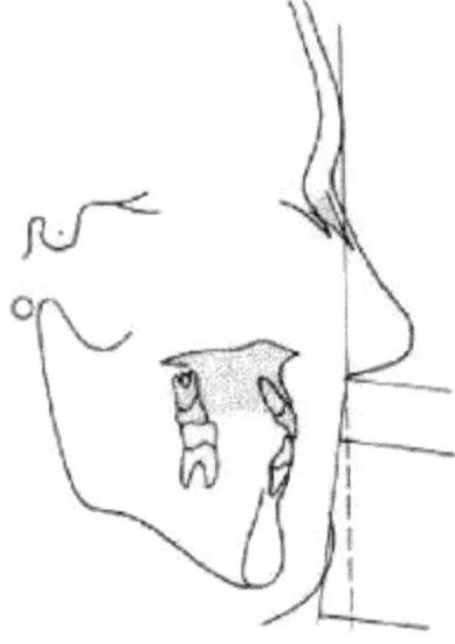

Note-se a alteração do ângulo do contorno facial de positivo para negativo, mas o queixo mantém-se
inalterado.

F. O lábio inferior e a prega labiomental são traçados para produzir um contorno natural e para terminar o traçado de previsão.

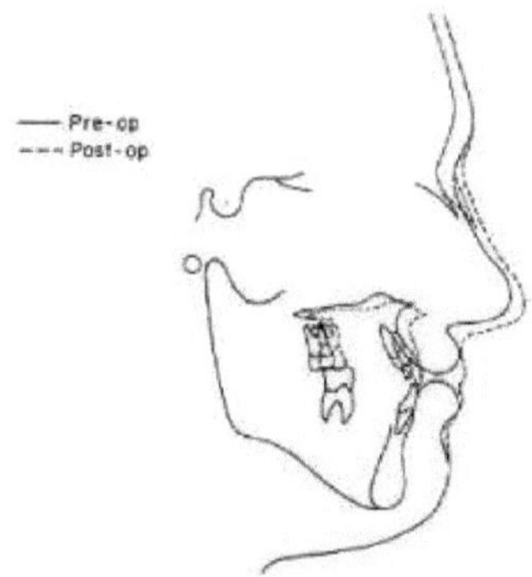

Os lábios são traçados e o contorno normal é estabelecido.

Traçado de previsão do avanço mandibular

A. A partir de uma radiografia cefalométrica com os lábios do paciente em repouso, é feito um traçado de todas as características, incluindo o côndilo mandibular, exceto o lábio superior, a mandíbula com os dentes e o tecido mole da face inferior.

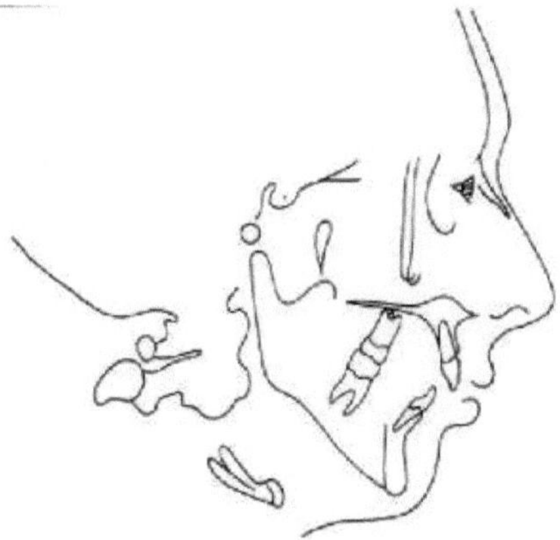

O paciente apresentava uma oclusão de Classe II, incompetência labial e queixo deficiente.

B. É construído um modelo separado da mandíbula com a cabeça do côndilo e o pogónio de tecido mole. Cortar o modelo no ramo, mantendo o côndilo em posição. Em seguida, com o molar a servir de batente, reposicionar a porção anterior até se obter uma relação molar de Classe I, no caso de não extração, ou uma oclusão molar de Classe III, no caso de apenas extração mandibular. Observar a relação dos incisivos superiores e inferiores e decidir o curso do tratamento ortodôntico na arcada maxilar para obter uma boa posição interincisal, produzindo um overjet e overbite ideais.

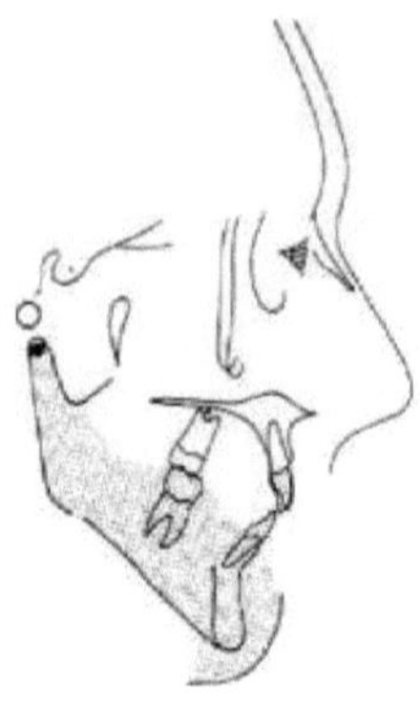

Nota:- descompensação necessária após o reposicionamento da férula mandibular para a frente.

C. A partir deste ponto, o plano facial superior e um ângulo de contorno facial aceitável são construídos juntamente com o novo comprimento do lábio superior e inferior. Observando a relação do queixo com o plano facial inferior, pode planear-se o aumento ou a redução na dimensão ântero-posterior e, tomando como referência o comprimento corrigido do lábio inferior, também se efectua o planeamento do tratamento na direção vertical.

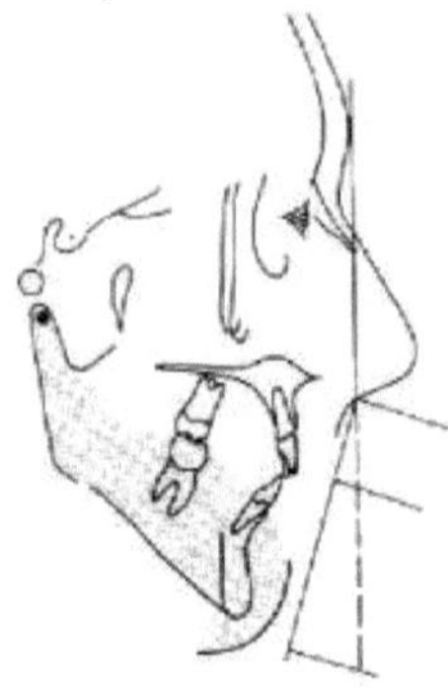

Nota:- Posição retrusiva do queixo em relação ao plano facial inferior.

D. Os lábios inferiores e o sulco labiomental são agora adicionados. Os autores consideram que o avanço mandibular tem pouco ou nenhum efeito sobre o lábio superior, porque os incisivos inferiores raramente atingem uma posição de sobressaliência negativa. Conseqüentemente, nenhuma mudança no lábio superior é esperada e ele pode ser desenhado como está para completar a previsão.

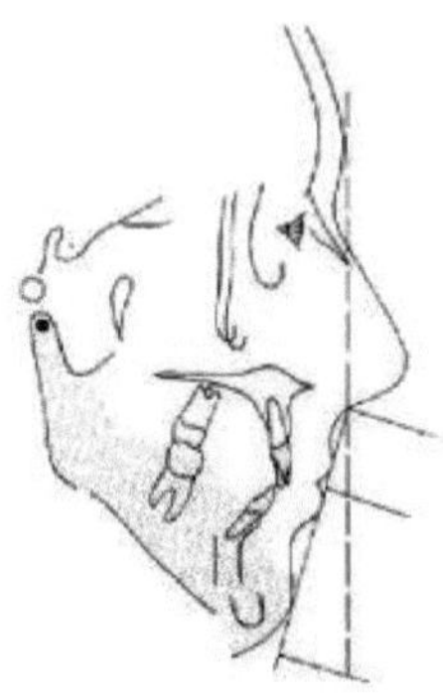

Nota:- o efeito do avanço do queixo no perfil dos tecidos moles.

Traçado de previsão do recuo mandibular

A. A partir da radiografia cefalométrica lateral com os lábios do paciente em repouso, é feito um traçado de todas as estruturas, incluindo o côndilo mandibular, exceto o sulco labial superior, os lábios superiores, a mandíbula com os dentes e os tecidos moles da face inferior.

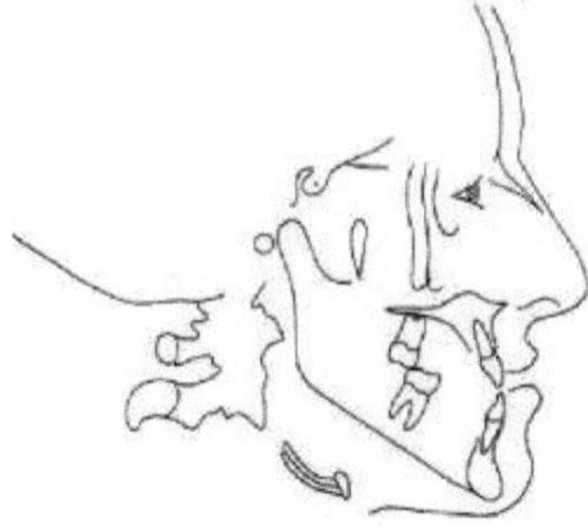

O doente apresentava uma oclusão de Classe III e um perfil prognático dos tecidos duros e moles.

B. É feito um modelo separado da mandíbula com a cabeça do côndilo, os dentes e o pogónio de tecidos moles e cortado no ramo, mantendo a porção condilar no lugar e reposicionando a secção anterior conforme necessário, com o molar a atuar como um batente até se conseguir uma relação molar adequada. Observar a relação interincisal e planear o tratamento ortodôntico na arcada maxilar para produzir uma sobremordida e sobressaliência aceitáveis.

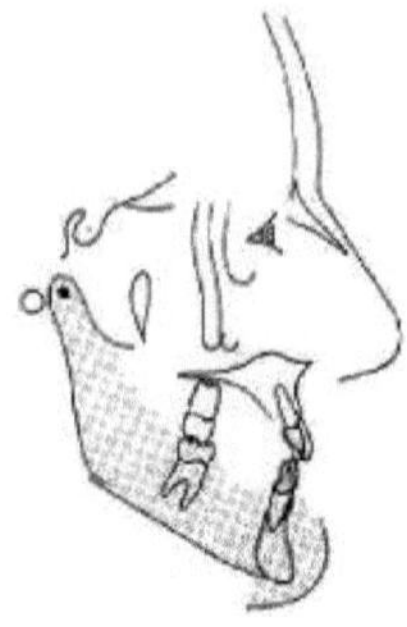

Nota:- foi necessária uma descompensação após o recuo da mandíbula.

C. O plano facial superior pode agora ser adicionado juntamente com um ângulo de contorno facial aceitável e o novo comprimento dos lábios superior e inferior. Ao planear o aumento ou a redução do queixo no sentido ântero-posterior, observar a sua relação com o plano facial inferior. Do mesmo modo, ao observar a relação do mento com o comprimento corrigido do lábio inferior, o aumento ou a redução na vertical também é considerado.

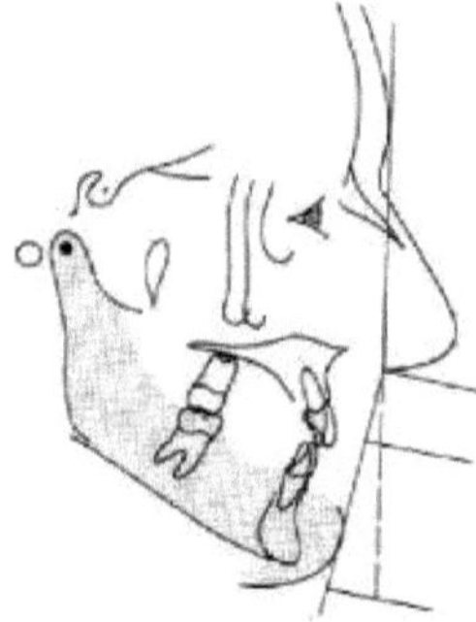

Posição ideal do queixo em relação ao plano facial inferior e ao comprimento do lábio inferior.

D. Lábios superior e inferior, sulco labial superior e prega labiomental.

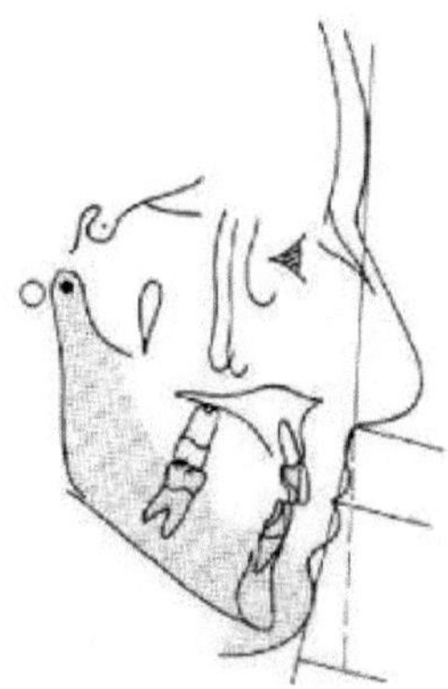

Contorno aceitável do rosto após o traçado dos lábios.

Traçado de previsão de cirurgia combinada da maxila e da mandíbula
Segue-se um esboço geral do método de construção de um traçado de previsão de VTO para cirurgia combinada maxilar e mandibular. Tal como os casos diferem uns dos outros, o mesmo acontece com os traçados de previsão.
Os exemplos que se seguem podem ser utilizados como orientação, mas devem ser alterados consoante o caso, de acordo com os exemplos anteriores.
A. A partir de uma radiografia cefalométrica lateral com os lábios do paciente relaxados, é efectuado um traçado do côndilo mandibular, da face superior e do nariz, excluindo o subnasal.

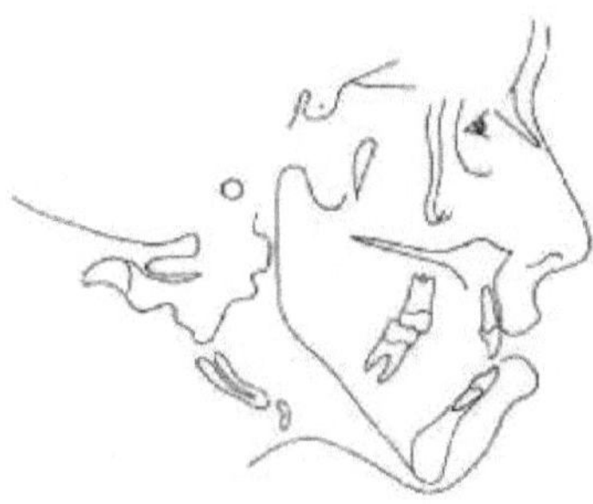

O paciente apresentava uma oclusão de Classe II (o primeiro pré-molar maxilar tinha sido extraído), relação esquelética de Classe III, mordida aberta anterior, face longa, incompetência labial e queixo retrusivo.

B. O maxilar está agora pronto para ser reposicionado através da construção de um modelo do maxilar anterior, incluindo o incisivo central. Este pode ser reposicionado superior ou inferiormente, de acordo com a posição do lábio superior em repouso. Idealmente, cerca de dois milímetros de estrutura dentária devem ser evidentes quando o lábio superior estiver relaxado. Deve-se ter em mente que, segundo Bell1, um encurtamento de 20% do lábio superior resulta em um reposicionamento superior da maxila. Assim, a maxila deve ser corrigida proporcionalmente para se obter os resultados desejados. Por exemplo, se o lábio superior estiver 10mm acima da borda incisal da maxila, a maxila é movida superiormente 10mm para alcançar os resultados estéticos desejados:

10 mm (do lábio superior ao bordo incisal do maxilar)

-2 mm (Posição desejada do incisivo em relação ao lábio)

- - - -

8 mm

+2 mm (20% de compensação pelo encurtamento do lábio devido ao reposicionamento superior do maxilar) - - - - -

10 mm (configuração maxilar necessária)

No reposicionamento antero-posterior da maxila anterior, o ângulo nasolabial deve ser considerado. Idealmente, esta medida deve variar entre 90-110 graus. O maxilar anterior é movido anteroposteriormente para o colocar dentro deste intervalo estético; o reposicionamento posterior aumenta o ângulo, o movimento anterior diminui-o.

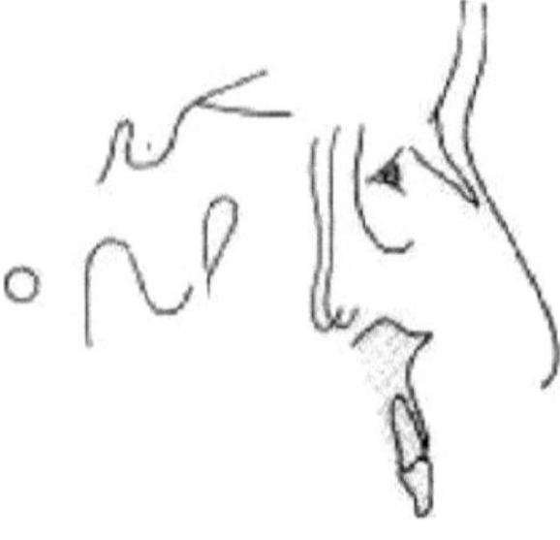

Segmento anterior da maxila reposicionado superiormente e anteriormente através da avaliação do ângulo nasolabial e da quantidade de exposição do incisivo superior com os lábios em repouso.

C. Um modelo separado da mandíbula com dentes mandibulares e pogonion de tecido mole é agora construído e um pino colocado através da cabeça do côndilo, sobrepondo-o ao côndilo previamente traçado. Isto permite rodar a mandíbula até se obter uma sobreposição positiva ou negativa de cerca de 1mm, após descompensação dos incisivos para criar a dimensão vertical correcta. A partir da relação interincisal assim criada, pode avaliar-se se é necessário um recuo mandibular, avanço, subapical, descompensação dentária ou uma combinação dos mesmos.

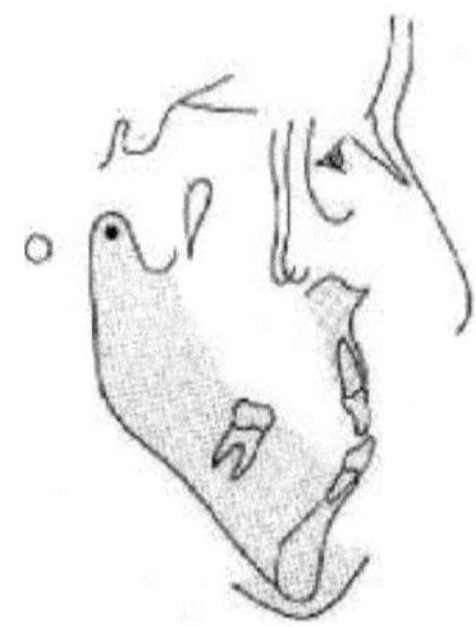

Mandíbula autorotada anterior e superiormente.

D. A férula do maxilar posterior, incluindo o molar superior, está agora construída e posicionada anteroposterior e verticalmente, criando uma relação molar desejável.

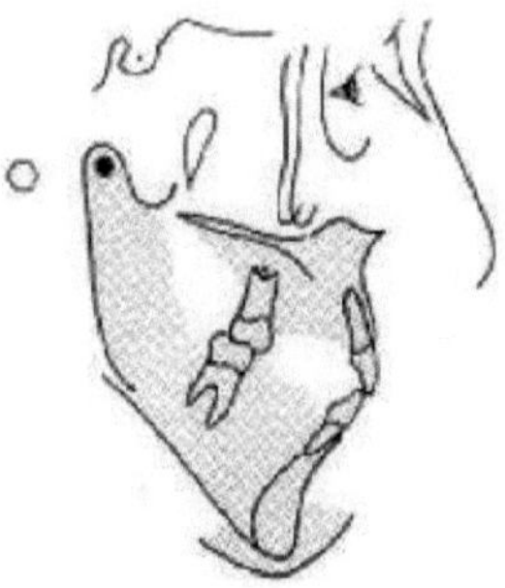

O segmento posterior do maxilar é agora adicionado para criar uma relação molar correcta.

E. O subnasal pode agora ser acrescentado. Agora, o plano facial superior, juntamente com o ângulo de contorno facial aceitável e um novo comprimento do lábio superior e inferior são adicionados

F. O mento mole é alterado no sentido ântero-posterior, dependendo da sua posição em relação ao plano facial inferior. Da mesma forma, é alterado verticalmente, dependendo da sua relação com o comprimento do lábio inferior corrigido.

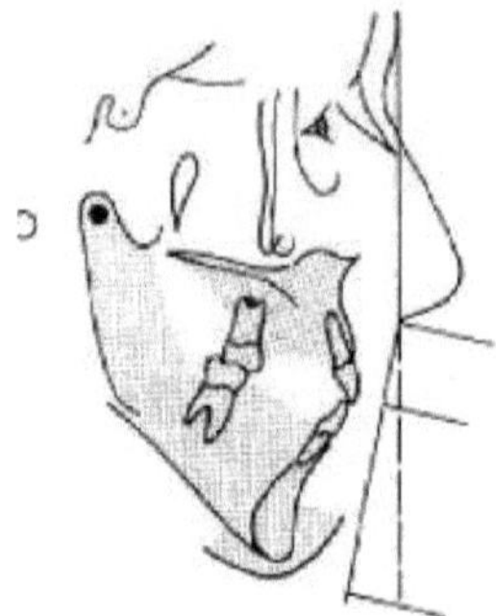

Nota:- posição deficiente do queixo em relação ao plano facial inferior.

G. Os lábios superior e inferior, o sulco labial superior e a prega labiomental são agora adicionados para completar a previsão.

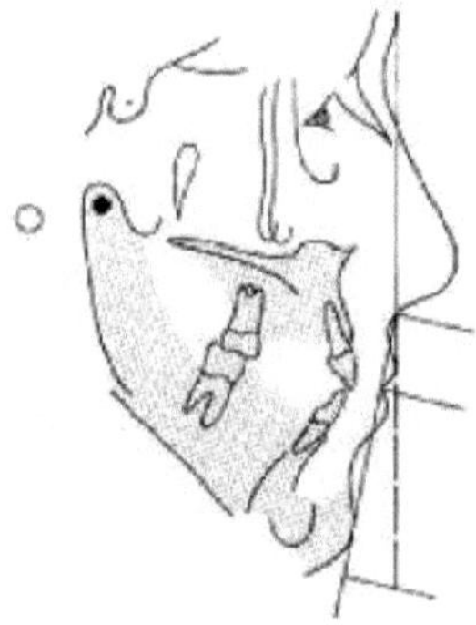

Os lábios são acrescentados para completar o traçado.

Traçado da previsão de casos assimétricos

A. A partir de uma radiografia frontal, é efectuado um traçado que inclui a parte lateral do crânio, a mandíbula, as órbitas, a cavidade nasal e os incisivos maxilares e mandibulares.

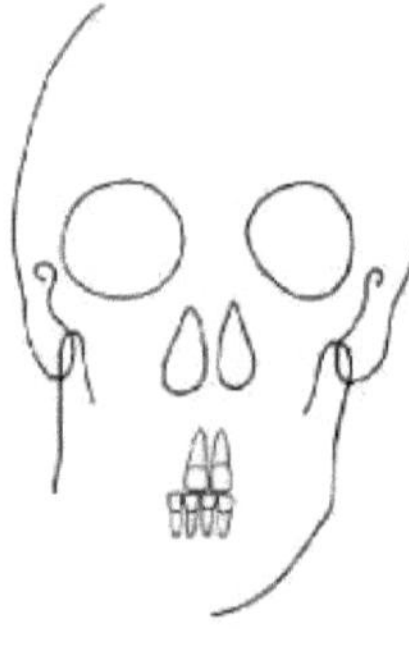

O paciente apresentava uma assimetria mandibular.

B. São agora desenhadas três linhas verticais, duas através de estruturas estáveis, como a área da placa cribriforme das galhas, e uma bissectando a cavidade nasal. São adicionadas três linhas horizontais, uma através da área frontal, uma através da área nasal e uma através da área orbital. Podem agora ser traçadas duas cordas a partir das intersecções horizontal-vertical para as linhas de bissecção. A partir deste sistema de grelha, as áreas de assimetria podem agora ser facilmente descobertas.

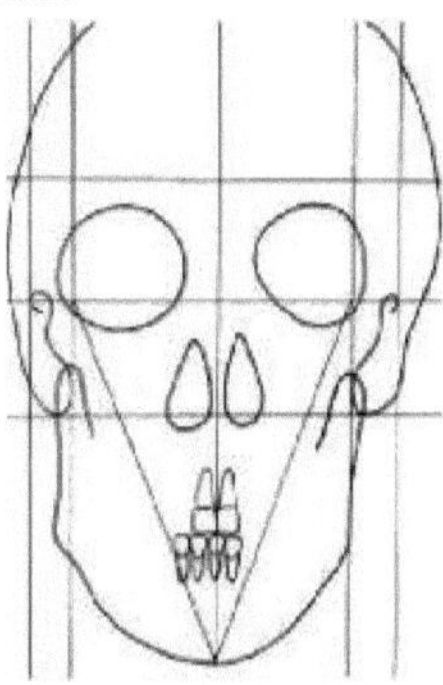

São traçadas linhas horizontais e verticais para indicar áreas de assimetria

C. A partir das discrepâncias assimétricas observadas, é agora construído um modelo separado que corrige as deformidades e é posicionado na posição normal relativamente à linha de bissecção. A partir deste modelo, as áreas de assimetria podem agora ser facilmente descobertas e tratadas em conformidade.

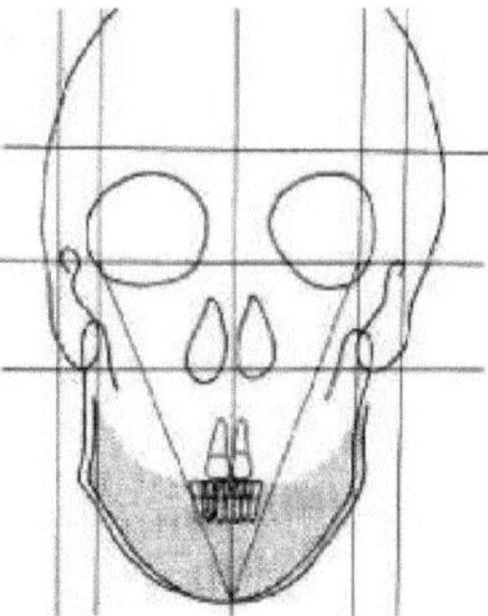

Modelo mandibular Em posição corrigida.

Capítulo 6

III) VTO22 DENTÁRIO

Tal como descrito por Mc Laughlin

A VTO dentária é composta por três tabelas:

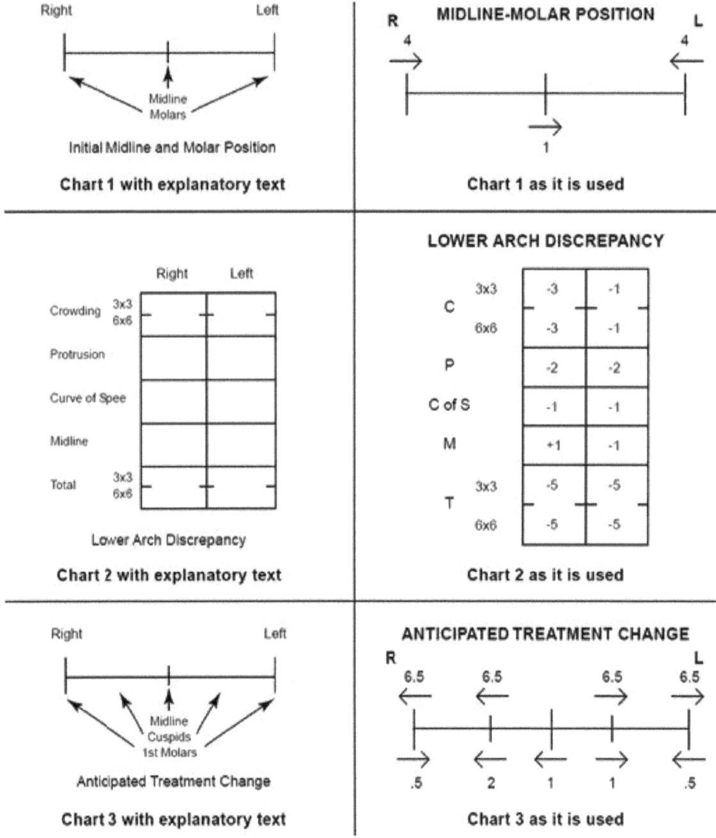

Os quatro factores principais em cada caso são

1. espaço necessário para aliviar o apinhamento, medido do canino à linha média e do primeiro molar à linha média de cada lado.
2. Espaço necessário para a correção desejada da protrusão ou retrusão dos incisivos mandibulares.
3. Espaço necessário para nivelar a curva de Spee, medido como o ponto mais profundo numa linha que se estende das cúspides distais dos segundos molares até aos bordos incisais dos incisivos centrais de cada lado; este ponto encontra-se normalmente na região dos pré-molares (Fig. 1).
4. Espaço necessário para a correção da linha média.

Quatro factores secundários que podem por vezes proporcionar espaço adicional são enumerados, se aplicável, abaixo da tabela primária:

1. Espaço adicional resultante da redução do esmalte interproximal.
2. Espaço adicional devido à verticalização ou ao movimento distal dos primeiros molares inferiores.
3. Espaço adicional devido à verticalização vestibular dos caninos mandibulares e dos dentes posteriores.
4. Espaço de manobra adicional ou espaço "E".

De acordo com Moorrees, o espaço livre, ou a diferença de tamanho entre os caninos decíduos, primeiros molares e segundos molares e os caninos permanentes, primeiros pré-molares e segundos pré-molares, é uma média de 1,5 mm por lado na arcada mandibular e 0,9 mm por lado na arcada maxilar. O espaço "E", ou a diferença de tamanho entre o segundo molar primário e o segundo pré-molar permanente, é uma média por lado na arcada mandibular e 2,3 mm por lado na arcada maxilar.

Os factores primários e secundários são adicionados na parte inferior da tabela para determinar a discrepância total da arcada inferior do canino à linha média e do primeiro molar à linha média em cada lado.

É apresentado um caso para mostrar como a VTO dentária pode ser aplicada.

Caso 1

Um rapaz de 12 anos apresentou-se com um padrão esquelético de Classe II. Verticalmente, apresentava um ângulo ligeiramente elevado e uma altura facial inferior ligeiramente longa. Não havia mordidas cruzadas e a dentição era simétrica na dimensão transversal. As relações dentárias do paciente foram registadas em relação cêntrica (Quadro 1). As relações molares eram de Classe II de 4mm no lado direito e de Classe II de 3,5mm no lado esquerdo. A linha média dentária inferior estava desviada 1mm para a direita.

A arcada mandibular apresentou 3mm de apinhamento no lado direito, todos mesiais ao canino direito. Portanto, a quantidade de apinhamento do primeiro molar até a linha média era a mesma que a quantidade do canino até a linha média (Quadro 2). No lado esquerdo, havia apenas 1mm de apinhamento, também entre o canino e a linha média.

A curva de Spee tinha cerca de 2mm no seu ponto mais profundo. Steiner sugeriu que o nivelamento de uma curva de Spee de 2mm avançaria os incisivos 1mm, necessitando assim de 1mm de espaço por lado para o processo de nivelamento. Considerámos que esta regra geral é clinicamente exacta.

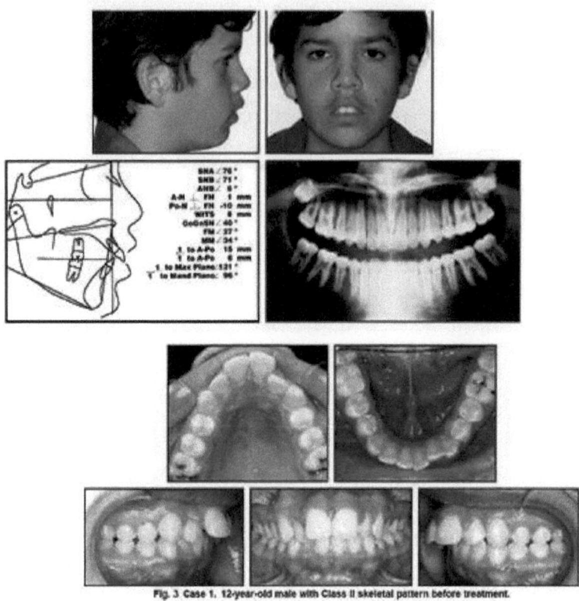

Fig. 3 Case 1. 12-year-old male with Class II skeletal pattern before treatment.

Uma vez que a linha média inferior estava desviada 1 mm para a direita, a correção da linha média exigiria 1 mm de espaço no lado esquerdo e proporcionaria 1 mm de espaço no lado direito.

Os incisivos inferiores estavam inclinados para a frente (97° em relação ao plano mandibular) e estavam 6 mm à frente da linha APo. Sem extracções, os incisivos permaneceriam nesta posição ou, mais provavelmente, avançariam mais.

Assim, optou-se por extrair os quatro primeiros pré-molares e retrair os incisivos inferiores em 2mm. Os procedimentos de ganho de espaço de redução interproximal, verticalização de molares e verticalização vestibular dos dentes posteriores não foram necessários neste caso e, portanto, não foram registados no Quadro 2. Não havia espaço livre ou espaço "E" disponível, uma vez que não havia dentes decíduos presentes.As alterações de tratamento previstas foram registadas no Quadro 3, utilizando o seguinte processo:

ALTERAÇÃO PREVISTA DO TRATAMENTO

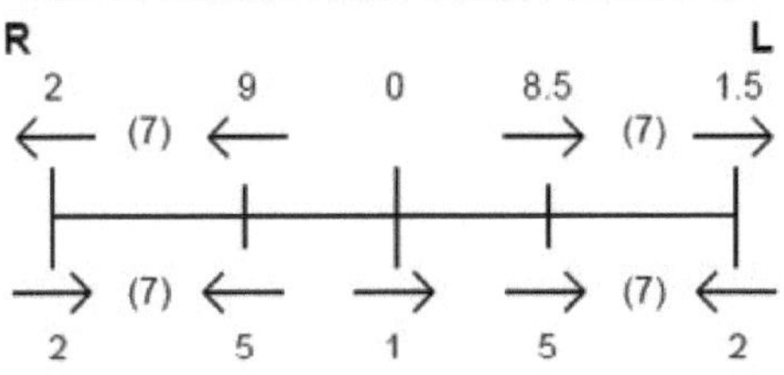

Chart 3

Gráfico 3

1. A extração dos quatro primeiros pré-molares produziu 7mm de espaço em cada quadrante, uma vez que não havia apinhamento entre os caninos e os primeiros molares em nenhuma das arcadas. Isso foi indicado escrevendo-se "(7)" em cada quadrante.
2. Como a discrepância total da arcada inferior entre o canino e a linha média era de 5 mm de cada lado, os caninos inferiores precisavam de ser retraídos 5 mm para dentro dos locais de extração. Isto foi registado na parte inferior da tabela, com setas a indicar a direção do movimento.
3. Assim, os molares inferiores só podiam ser movidos 2 mm para fechar o restante dos espaços de extração de 7 mm - também indicados com setas na parte inferior do gráfico. Isto demonstrou a necessidade de um controlo de ancoragem moderado na arcada mandibular. Um arco lingual mandibular, por exemplo, poderia ser considerado durante os primeiros 3mm de retração do canino.
4. A linha média mandibular precisava de ser deslocada 1 mm para a direita, como indicado pela seta na parte inferior do gráfico.
5. Existem quatro métodos possíveis de correção dos molares da Classe II no paciente em crescimento:

a. Movimento mesial dos primeiros molares inferiores (neste caso, 2 mm de cada lado).

b. Movimento distal dos primeiros molares superiores. Isso é difícil na presença de segundos e terceiros molares superiores em desenvolvimento, mas pode ser alcançado. A sobreposição de headfilms iniciais com headfilms finais ou de progresso mostrará inevitavelmente o movimento para baixo e para frente dos primeiros molares superiores, devido ao crescimento de todo o complexo facial. Embora essa rotação possa levar alguns clínicos a afirmar que não ocorreu distalização, isso não significa que não houve alteração dentoalveolar ou esquelética nas posições dos molares superiores.

c. Limitação do desenvolvimento esquelético da maxila para a frente, ou retração da maxila. Uma vez que tais alterações são difíceis de isolar, é discutível quanto é esquelético (acima do plano palatino) e quanto é dentoalveolar (abaixo do plano palatino). O násio normalmente cresce para a frente cerca de 1 mm por ano em relação à sela, enquanto o ponto A pode ser mantido ou retraído em relação à sua posição original.

d. Rotação mandibular para a frente. Isto pode ocorrer de duas formas:

1) Crescimento mandibular. A direção do crescimento facial geral é fundamental para a "expressão" do crescimento mandibular. Com padrões mais verticais, há menos expressão do crescimento mandibular para a frente e, consequentemente, menos alterações dentárias inter-arcos. Com um crescimento facial menos vertical, o crescimento mandibular é expresso numa direção mais avançada, resultando numa maior alteração dentária inter-arcos.

2) Limitação do desenvolvimento vertical da maxila. Embora tenham sido feitas afirmações consideráveis sobre este método, é difícil influenciar significativamente o desenvolvimento vertical normal do complexo facial. Assim como o desenvolvimento da maxila para frente, o desenvolvimento vertical é difícil de ser medido isoladamente e, portanto, difícil de ser classificado como esquelético ou dentoalveolar. Entretanto, mesmo uma pequena limitação pode melhorar muito uma correção de Classe II.

6. No presente caso, a relação molar no lado direito era de 4mm de Classe II, e como 2mm poderiam ser corrigidos pelo movimento mesial do molar inferior, foi necessário um adicional de 2mm de correção. No lado esquerdo, foi necessário um adicional de 1,5mm de correção. Essas quantidades foram registradas na parte superior do Quadro 3 com setas distais.

Uma barra palatina e uma combinação de tração alta e tração cervical foram utilizadas para preservar a ancoragem maxilar neste caso. Se ocorresse um crescimento mandibular favorável em qualquer uma das formas listadas acima, o controlo da ancoragem maxilar poderia ser reduzido ou eliminado, permitindo que os molares superiores se movessem mais mesialmente.

No entanto, esta situação não podia ser prevista antes do tratamento, pelo que os números do gráfico 3 representam o pior cenário possível.

Um aparelho funcional também poderia ter sido considerado antes da terapia com aparelho fixo.

Uma boa resposta ao aparelho funcional poderia ter reduzido a quantidade de suporte de ancoragem maxilar necessário mais tarde. As extrações ainda teriam sido necessárias após a fase funcional, assumindo que a retração dos incisivos ainda era um objetivo do tratamento.

7. Tendo em conta o movimento distal de 2 mm do molar superior direito e o

movimento distal de 1,5 mm do molar superior esquerdo, os caninos teriam de ser movidos 9 mm à direita e 8,5 mm à esquerda para fechar os espaços de extração de 7 mm. Isso enfatiza os benefícios potenciais de um crescimento favorável e uma resposta funcional favorável do aparelho.

O nivelamento e o alinhamento foram efectuados com um aparelho edgewise .022", começando com fios torcidos leves, passando para fios redondos e finalmente para fios rectangulares .019"*.025". Os locais de extração foram então fechados com os arcos retangulares, usando molas pull-coil desde os primeiros molares até os ganchos de arcos entre os incisivos laterais e as cúspides. Os elásticos de classe II foram utilizados o menos possível, em conjunto com o aparelho extrabucal, para corrigir a relação antero-posterior. O detalhamento e o acabamento foram realizados com arcos retangulares de 0,019" x 0,025".

Com uma cooperação apenas média, o tempo total de tratamento foi de 35 meses (Fig. 4).

O paciente usou um posicionador dentário a tempo inteiro durante seis semanas; um retentor Hawley maxilar foi depois usado a tempo inteiro durante seis meses e, posteriormente, apenas à noite, enquanto um retentor mandibular fixo era colado.

Apesar do desenvolvimento vertical maior do que a média durante o tratamento, os resultados estavam dentro dos limites normais. A oclusão foi corrigida de uma Classe II, divisão 1 para uma Classe I. Os incisivos superiores foram retraídos de 13 mm à frente do NA para 4 mm à frente do NA, e a sua angulação em relação ao NA foi reduzida de 38° para 22°.

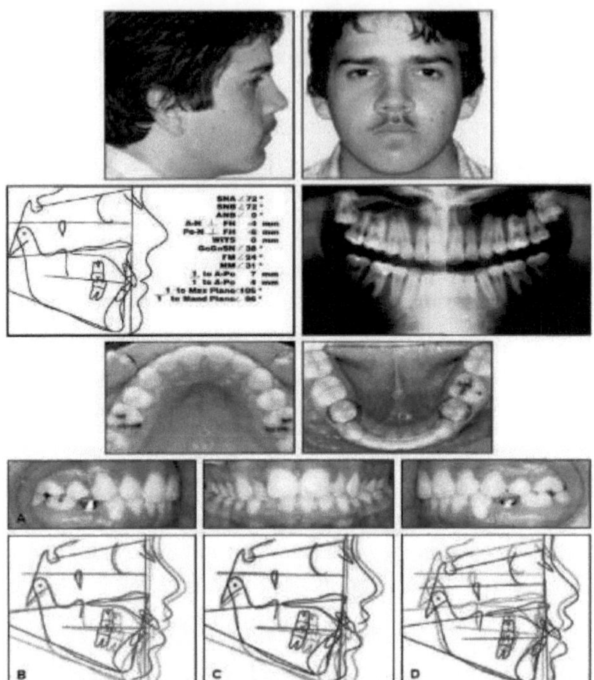

Fig. 4 Caso 1. A. Após quatro extracções de bicúspides e 35 meses de tratamento. B. Sobreposição na SN em S. C. Sobreposição no plano palatino e curvatura palatina. D. Sobreposição na sínfise mandibular e no plano mandibular.

IV) VTO FUNCIONAL[23]

TESTE DE DIAGNÓSTICO OBJECTIVO DO TRATAMENTO VISUAL (FR-VTO) -

No exame clínico inicial, uma manobra simples, mas importante, pode dar ao operador uma excelente' pista sobre se o aparelho de Frankel ou qualquer outro aparelho funcional que posicione a mandíbula para frente irá melhorar a aparência facial e o perfil. Primeiro pede-se ao paciente para engolir e depois lamber os lábios e relaxar. Às vezes, algumas sílabas são repetidas para obter uma posição mandibular relaxada e uma aproximação do repouso postural. Em seguida, o doente é instruído a fechar os dentes em oclusão habitual, mais uma vez lambendo os lábios primeiro, e a manter os dentes ligeiramente juntos com os lábios relaxados.

Estas duas relações de perfil são cuidadosamente estudadas e podem ser fotografadas para obter uma impressão instantânea. Pede-se então ao paciente que coloque a mandíbula para a frente numa relação sagital correcta, ou mordida de construção, reduzindo o overjet. Uma fotografia deste perfil pode ser comparada com a fotografia original que representa os dentes em oclusão (Figura). Se este exercício clínico fizer com que o equilíbrio facial pareça melhor, o aparelho funcional será provavelmente benéfico.

Para uma boa gestão do paciente, os operadores devem dar as fotografias ao paciente e aos pais para mostrar a melhoria significativa no perfil facial e motivar o paciente para um objetivo de tratamento alcançável. Se o perfil não melhorar com a postura mandibular anterior ou piorar, provavelmente serão necessárias outras formas de tratamento. Isto pode ocorrer em pacientes com altura anterior excessiva da face, procumbência dos incisivos inferiores, desenvolvimento sinfisário deficiente e planos mandibulares muito inclinados. Obviamente, uma visualização superficial não substitui uma análise cefalométrica abrangente para determinar o melhor aparelho possível.

Os pacientes com padrões de crescimento em rotação anterior, retrusão funcional, sobremordidas profundas e excessivas folgas interoclusais com maxilas normalmente posicionadas são bons candidatos.

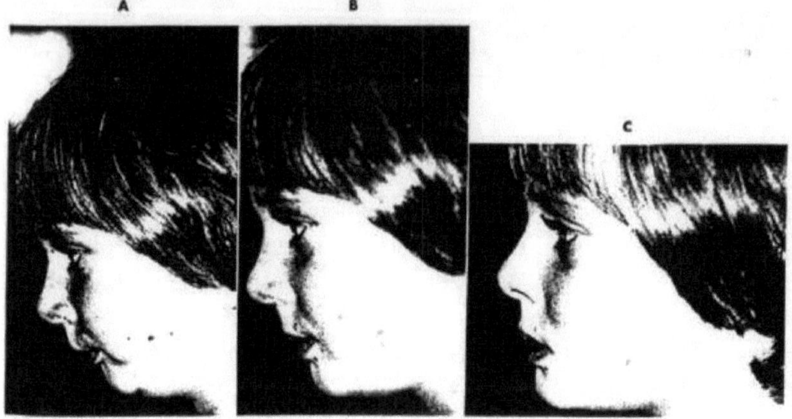

Figura 12-8. Uma má oclusão marcada de Classe II divisão 1 com oclusão completa, A, 3 mm de protracção mandibular. B, e (, mm de avanço da cúspide para uma relação de Classe [segmem vestibular,

C. A mudança dramática produzida fornece um objetivo de tratamento visual (VTO) para os potenciais utilizadores do aparelho Frankel. Se o perfil não for melhorado com esta manobra, pode ser necessário um outro aparelho.

V) MINI VTO5,24

Muito simplesmente, o mini-VTO envolve três fases:

1. É efectuado um traçado cefalométrico e são registadas as medidas de diagnóstico normalmente utilizadas.
2. É efectuada uma previsão a 2 anos das posições dos maxilares superior e inferior com base no crescimento previsto e na influência do tratamento.
3. Os dentes estão idealmente relacionados com a estrutura esquelética assim desenvolvida.

Passo 1

Além de quaisquer medidas de rotina, registar no traçado original os 3-Fs: o plano facial, o plano de Frankfort e o plano oclusal funcional. Todas as medidas que dão ao ortodontista uma "sensação" da potencial magnitude e/ou direção do crescimento do paciente devem ser incluídas.

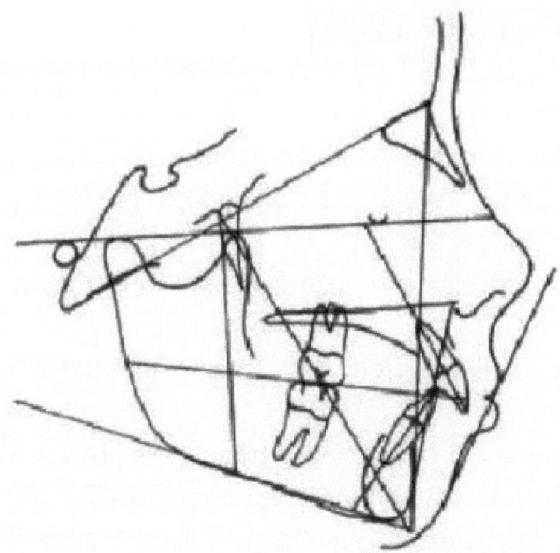

Para além das medições de rotina, registar o plano facial, o plano de Frankfort e o plano oclusal funcional.

Passo 2

Determinar e registar as alterações horizontais relativas previstas no nasion, no pogonion e no ponto A .

Desenhe o novo ponto A.

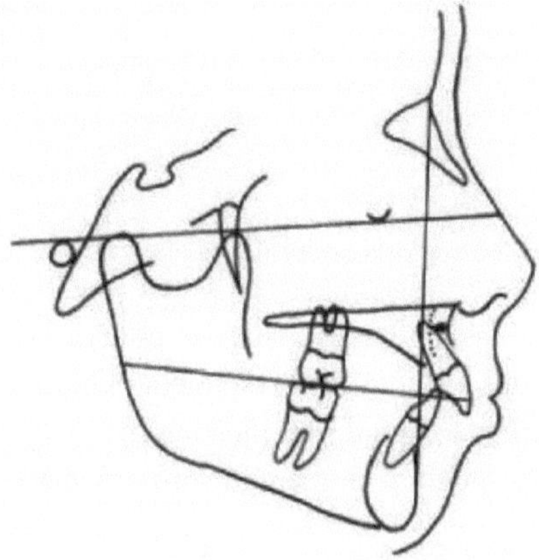

Duas partes do mini-VTO que necessitam de amplificação ocorrem na etapa 2.

Em primeiro lugar, pode haver uma dúvida quanto à forma como a dimensão vertical é tratada, uma vez que apenas as alterações horizontais são previstas. Para isso, utiliza-se o plano oclusal funcional como plano de referência. Como os dentes serão posicionados antes e depois do tratamento em relação ao plano oclusal, podemos ignorar o crescimento vertical, embora estejamos obviamente conscientes dele. Continuamos a ter de planear a nossa mecânica para encorajar ou desencorajar o movimento vertical dos dentes, quer na área dos incisivos quer na área dos molares, mas os dentes estão, no entanto, relacionados com o plano oclusal original e o crescimento vertical ocorre acima e abaixo deste plano.

O outro problema é o grau de posicionamento anteroposterior do ponto A em relação ao plano facial. As três áreas que podem mudar são as seguintes:

Nasion- Crescerá para a frente.

Ponto A- O crescimento e/ou o tratamento influenciam uma posição para a frente ou para trás.

Pogonion- O crescimento e/ou o tratamento provocam uma mudança para a frente ou para trás.

O que nos preocupa é a inter-relação destes três pontos. O nasion e o ponto A crescem normalmente para a frente aproximadamente à mesma velocidade. O pogónio cresce normalmente mais para a frente. Esta é a razão pela qual a convexidade (posição do ponto A em relação ao plano facial) diminui com o crescimento normal e sem tratamento. A inter-relação destes três pontos, com base no crescimento e no efeito do tratamento, determinará a previsão da eventual posição do ponto A.

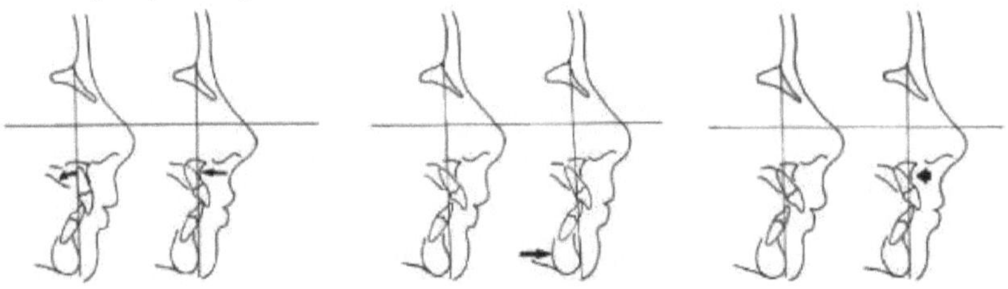

Alteração da convexidade causada pela ortopedia maxilar.

É útil ter uma ideia das alterações que se podem esperar num jovem em crescimento normal. Nos Estudos de Crescimento Craniofacial da Universidade de Michigan, as medições longitudinais mostraram:

1. O ângulo sela-násio-pogónio aumentou aproximadamente 1° entre as idades de 11 e 13 anos.
2. O comprimento mandibular aumentou aproximadamente 5 mm entre as idades de 11 e 13 anos.
3. O ponto A, perpendicular ao nasion-pogónio (medida de convexidade), diminuiu 0,5 mm entre as idades de 11 e 13 anos. (Diminuiu aproximadamente 2,5 mm entre as idades de 6 e 16 anos).

É evidente que as médias a longo prazo não se aplicam necessariamente a cada indivíduo em períodos de crescimento a curto prazo.

Se a mecânica do tratamento causar uma abertura do eixo facial, as mudanças favoráveis na convexidade podem ser eliminadas. Ricketts estima que 2° de abertura do plano mandibular perdem um ano de crescimento efetivo. Bench5 afirma que, na correção da Classe II ou da mordida cruzada posterior, podem ocorrer de 2° a 3° de abertura do eixo facial. Ele também afirma que 2° de fechamento do eixo facial pode ser possível em certos casos de crescimento natural com alguns procedimentos de extração ou por intrusão de molares.

As duas formas básicas de reduzir eficazmente o ponto A são o controlo ortopédico da maxila ou o movimento ortodôntico lingual das raízes dos incisivos superiores.

O ponto A é indiretamente afetado pela posição do násio e do pogónio. Se a maxila for controlada ortopedicamente e o násio e o pogónio continuarem a sua migração para a frente, o ponto A será reduzido. Se o crescimento mandibular for suficientemente grande, pode obter-se o mesmo efeito sem ortopedia maxilar.

As alterações no ponto A podem ser bastante dramáticas. Hold away10 estima de 1 a 4 mm de alteração no ponto A, dependendo da extensão do movimento do incisivo maxilar. Bench5 afirma ter visto até 10 mm de redução no ponto A.

A morfologia da mandíbula dá pistas sobre o crescimento mandibular previsto. Bjork[39] , usando estudos de implantes, acreditava que a estrutura da mandíbula, como evidenciado pelo processo de remodelação durante o crescimento, dava indícios do curso subsequente do crescimento. Desta forma, uma única radiografia poderia ajudar a prever a rotação do crescimento mandibular subsequente.

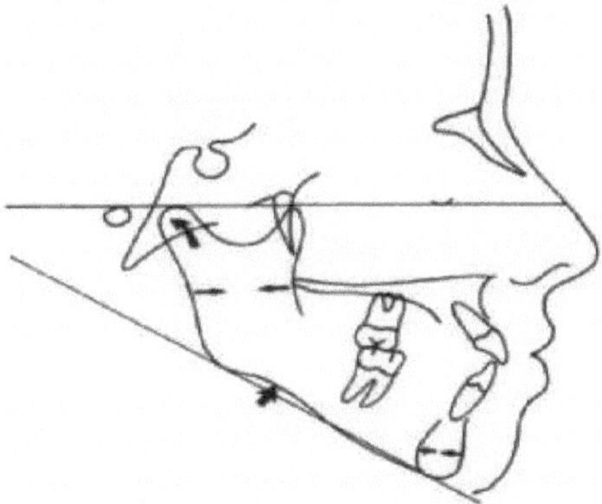

Mandíbula com características de crescimento anatómico deficientes. Nota: - inclinação distal do côndilo, entalhe antegonial, ramo fino, sínfise estreita e ângulo mandibular alto.

Passo 3

Desenhar o pogónio A utilizando o novo ponto A. A linha A-Po é importante na medida em que constituirá a linha de base para o posicionamento dos incisivos. Downs creditou a Ricketts o estabelecimento da importância da linha A-Po.

Williams, num artigo do AJO de 1969, intitulado "A linha de diagnóstico", entrou em grande pormenor enumerando as virtudes desta linha versátil.
Aqueles que têm uma saúde oral óptima, uma função óptima e uma estética facial óptima têm certas características de perfil comuns, bem como uma posição comum do incisivo inferior. É a posição do incisivo inferior em relação à linha A-P que se verificou ser o denominador comum.

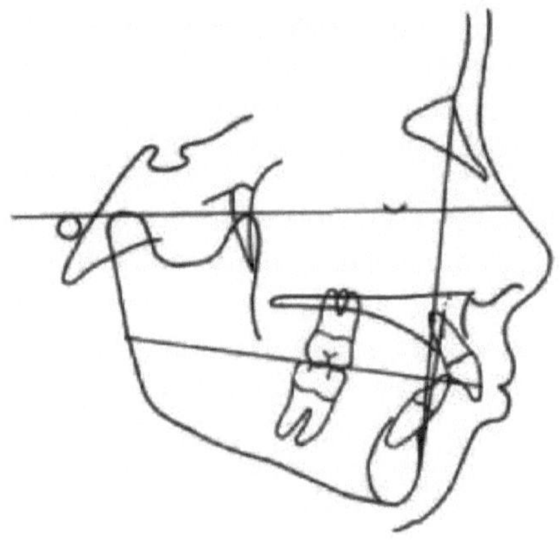

Passo 4

Desenhar o novo incisivo inferior. O incisivo inferior é posicionado 1 mm antes da nova linha A-Po e 1 mm acima do plano oclusal. Esta é uma boa medida média. Foram propostas várias medidas ideais para o incisivo inferior em relação à linha A-Po. Williams menciona 0 mm, Ricketts 1.0, Schudy 1.6, e Hopkins 2.3.9.
Os casos acabados e os casos não ortodônticos que parecem ter a melhor estética facial são aqueles que têm uma medida de incisivo inferior de 1,0 a 2,0 mm, embora isso possa variar ligeiramente com o tipo facial.
Embora Holdaway10 determine a posição dos lábios antes do posicionamento dos incisivos, é espantoso como as suas medições do incisivo inferior em relação à linha A-Po estão próximas do ideal. Em dez casos que ele apresentou para mostrar uma estética favorável, cinco tinham o incisivo na linha A-Po; nenhum estava mais de 1,5 mm à frente ou 1,5 mm atrás da linha A-Po.
A angulação do incisivo inferior não é tão crítica. A raiz deste dente deve ser posicionada centralmente dentro da sínfise. Isto faz mais sentido do que tentar ajustar o dente a uma angulação pré-concebida que a sínfise pode não acomodar.

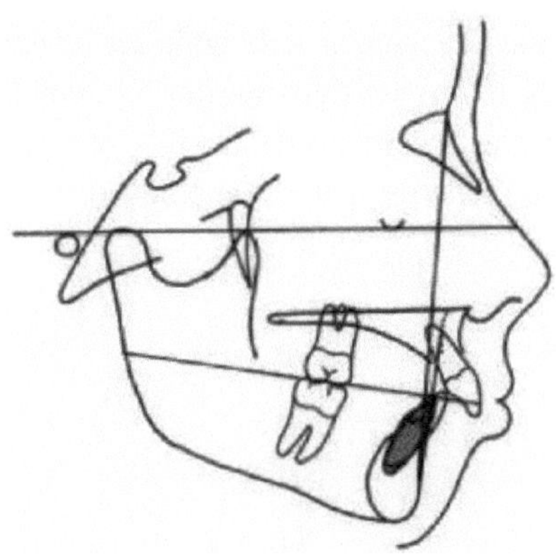

Passo 5

Desenhar o novo molar inferior. Este passo é importante na decisão de extrair dentes. Nesta altura, a posição do incisivo inferior já foi determinada e o comprimento da arcada ganha-se ao movê-lo para a frente ou perde-se ao movê-lo para trás. Por exemplo, um movimento de 2 mm para a frente do incisivo ganhará 4 mm de comprimento de arcada. Um movimento lingual de 2 mm perderá 4 mm de comprimento da arcada. Esta medida, em conjunto com a medida da discrepância, ajuda na determinação das extracções e/ou do grau de ancoragem. Baldridge mostrou que a correção da curva de Spee, com a inerente perda de comprimento da arcada, pode ser calculada. Além disso, Ricketts apresentou alguns ganhos antecipados de comprimento da arcada com base na expansão vestibular. O molar inferior é então desenhado no plano oclusal na sua posição corrigida.

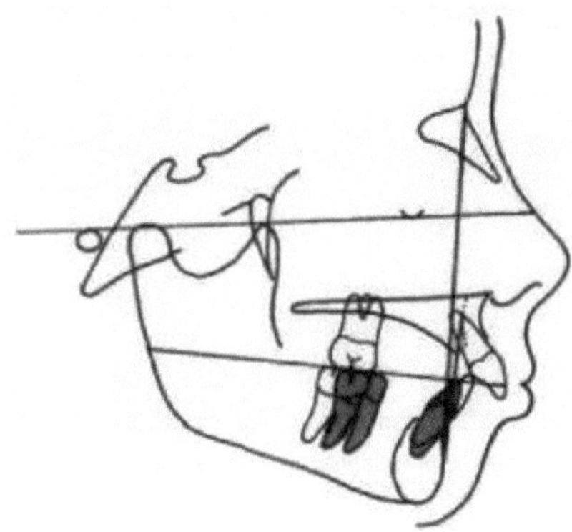

Passo 6

Desenhar o novo incisivo superior. O incisivo superior é então construído numa relação ideal de overjet/overbite com o incisivo inferior. Se se considerar que o incisivo deve ter uma medida angular, esta pode ser relacionada numericamente com Frankfort, SN, NA, ou incisivo inferior. A raiz do incisivo deve ser posicionada dentro das placas corticais da maxila. Na maioria das vezes, o longo eixo ideal do incisivo superior parece apontar diretamente para a porção posterior do orbital.

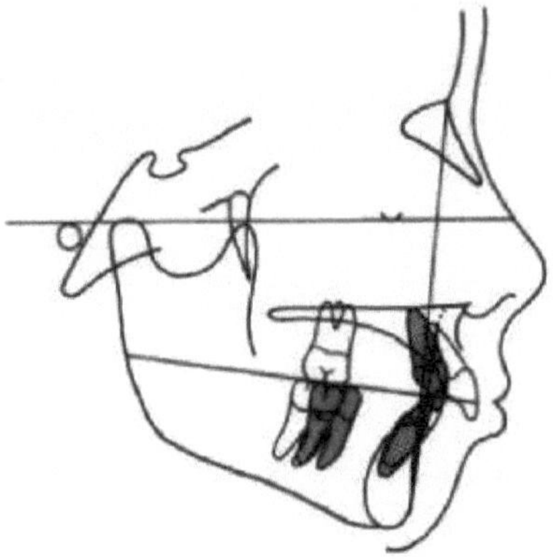

Passo 7

Desenhar o novo molar superior. O molar superior é então idealmente relacionado com o molar inferior. Se se tratar de um tratamento de Classe I, a sua superfície distal é relacionada 2,5 mm atrás da distal do molar inferior. Se o molar estiver numa relação de Classe II, deve ser posicionado 3 mm à frente do molar inferior.

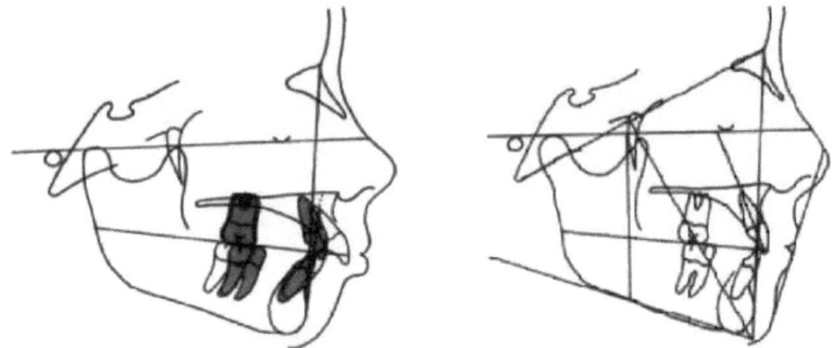

Transferência de mini-VTO. A informação obtida com a mini-VTO é registada na ficha do paciente. Para além das alterações dentárias, são incluídas a classificação, os métodos de alteração da convexidade (ponto A) e os requisitos de espaço.

CONCLUSÃO

Em sete passos simples, foi criada uma imagem do resultado final. Deve ser enfatizado que o conhecimento do crescimento craniofacial previsto e a compreensão do efeito da mecânica do tratamento são essenciais para produzir uma mini-VTO precisa. Como é feita diretamente sobre o traçado original, não há sobreposições a sobrepor e os movimentos dentários necessários são imediatamente discerníveis. Recomenda-se que eles sejam transferidos de forma simples para a tabela de tratamento, para que o ortodontista tenha acesso imediato aos movimentos previstos durante o curso do tratamento.

Num artigo recente, Avrum King escreveu:

Gostaria que o ortodontista desse uma folha de papel ao jovem paciente e dissesse: "João, esta linha azul representa os seus dentes inferiores e esta linha azul representa os seus dentes superiores tal como estão atualmente. Quando cada uma destas linhas azuis se sobrepuser a estas duas linhas vermelhas, estamos conversados". Gostaria que a escala do diagrama fosse tal que até um movimento minúsculo fosse projetável, para que a criança tivesse uma sensação de realização e pudesse relacionar a sua cooperação com a rapidez do movimento.

Que melhor forma de o fazer do que ter disponível o traçado real da placa da cabeça.

As previsões da posição final do dente devem ser determinadas com muito cuidado para que seja possível uma análise com o resultado final do tratamento. A sobreposição deve ser efectuada na junção do plano oclusal funcional com o plano facial. O sucesso ou a falta de sucesso no posicionamento dos dentes será evidente. Lembre-se que esse método de sobreposição avalia o movimento dentário em relação ao crescimento facial anterior e às alterações do tratamento. Para medir o crescimento global ou as alterações na maxila ou na mandíbula, são necessários outros métodos de sobreposição.

A ortodontia deveria ser a mais agradável das profissões. Um dos pontos altos de um consultório deve ser a análise dos registos finais e a comparação com a previsão do pré-tratamento. Cada caso deve ser iniciado com uma previsão registada do resultado final.

Capítulo 7

V) DIAGNÓSTICO CEFALOMÉTRICO POR VÍDEO[8]

O fluxograma de planeamento do tratamento tradicional para pacientes ortognáticos segue este esquema geral:

1. Análise dos doentes e dos registos

a. Análise facial: os exames frontais, a 45° e de perfil revelam as relações entre os tecidos duros e moles, tais como as relações entre os incisivos e os lábios em repouso e ao sorrir, a exposição gengival ao sorrir e de perfil, as relações maxilomandibulares e do queixo. Estão disponíveis várias análises de tecidos moles publicadas.

b. Análise dentária: Esta análise inclui mais frequentemente classificações de Angle, mas também está relacionada com medições cefalométricas que quantificam a protrusão, as proclinações (compensação) e a procumbência.

c. Análise cefalométrica: As análises cefalométricas de tecidos duros tendem a ser apresentadas em "valores normativos", através dos quais as relações esqueléticas ideais ou normais são comparadas com cada doente individual. Os modelos baseados nas normas de Bolton foram mesmo defendidos como um método de orientação para os clínicos quanto à direção da cirurgia.

2. Previsão do resultado: Na cirurgia ortognática, a decisão primária a partir da qual todas as outras decisões devem ser tomadas diz respeito à operação que produzirá a correção mais estável da má oclusão existente. Qualquer movimento necessário para corrigir a má oclusão tem obviamente um efeito na estrutura facial. Nalguns casos, este efeito pode ser uma melhoria e, noutros casos, pode ser bastante prejudicial para o resultado estético. Por exemplo, a impactação maxilar posterior pode ser necessária para fechar uma mordida aberta anterior. No paciente com face longa, as alterações estéticas com o encurtamento da face acompanham a correção da má oclusão. No entanto, num doente com face curta, a impactação da maxila posterior para fechar uma mordida aberta pode resultar numa face excessivamente curta, e pode ser necessária uma genioplastia adjuvante para aumentar a altura facial através do alongamento do mento para manter a estética facial. Tradicionalmente, os traçados de acetato têm sido utilizados para prever os movimentos necessários para corrigir a má oclusão existente. Os traçados de acetato são muito úteis para determinar o posicionamento do tecido duro e a resposta do tecido mole a esses movimentos. No entanto, eles são de menor valor para a visualização do resultado do perfil e, obviamente, de praticamente nenhum valor na previsão frontal. Os valores normativos cefalométricos são frequentemente utilizados como orientação para a colocação das unidades esqueléticas. O resultado estético final depende muito da experiência e/ou habilidade artística do planeador do tratamento. Por

conseguinte, a modificação da fotografia foi defendida nos anos 80 para melhorar a comunicação e o planeamento e, com a evolução da tecnologia informática, a visualização de planos faciais e dentários coordenados foi muito facilitada.

A utilização da cefalometria por vídeo computorizada como ferramenta interactiva na conceção e medição de planos de tratamento pode ser melhor ilustrada através da apresentação de casos.

CASO 1

Esta paciente apresentou-se para tratamento depois de ter sido previamente submetida a tratamento ortodôntico. A sua lista abreviada de problemas era a seguinte:

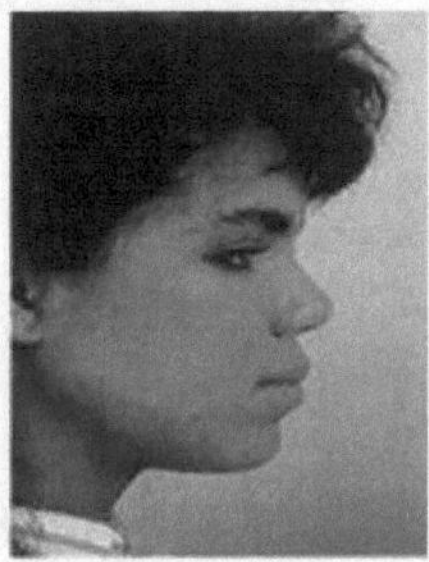

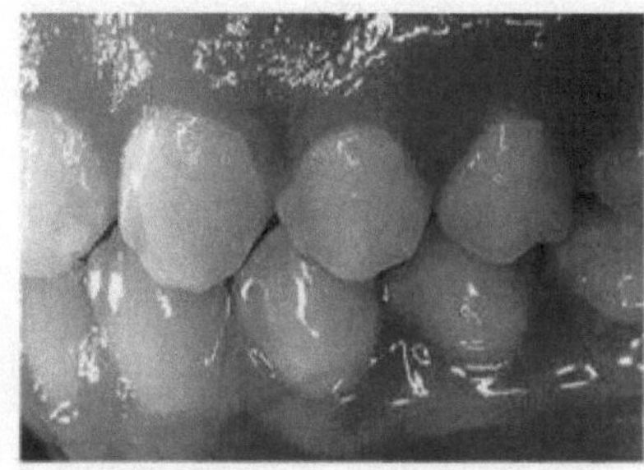

O perfil deste paciente seria considerado pelos padrões ortodônticos como "cheio" ou bidentalmente protrusivo. A análise facial com vista à cirurgia plástica indicaria deficiência do queixo e falta de projeção da ponta nasal.

1. Perfil: Caracterizado pela plenitude dos lábios, um ângulo nasolabial agudo e uma ligeira deficiência do queixo.
2. Relações dentárias: Bem tratada para uma oclusão de Classe I, no entanto, os seus incisivos maxilares e mandibulares estavam inclinados e protruídos.
3. Análise cefalométrica: O paciente não só era bidentalmente protrusivo, como também tinha apenas 1 mm de projeção do queixo (NB-Pg).

As medições cefalométricas ajudam como guia inicial, mas no planeamento dentofacial com videocerefalometria computorizada não é defendida a aplicação de normas como objetivo de tratamento em si. Na VCD, os objectivos dentários e estéticos finais são concebidos e os movimentos propostos são quantificados com o computador através da "retroengenharia". Por outras palavras, o fim em mente é planeado e a tecnologia ajuda a medir a forma como lá chegamos.

A essência do problema dessa paciente girava em torno de sua queixa principal. Embora o tratamento ortodôntico tivesse conseguido alinhar os dentes e espaçá-los adequadamente, a paciente não estava satisfeita com o seu perfil. Procurou-se aconselhamento adicional sobre que outras vias de tratamento poderiam ser utilizadas para alcançar o resultado desejado.

Com o traçado convencional do perfil, o retratamento ortodôntico mostra a resposta labial à extração de quatro pré-molares e a um movimento posterior de 5 mm dos incisivos superiores e inferiores.

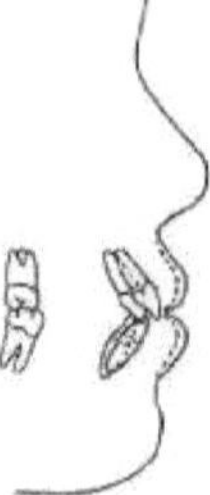

Traçado convencional em acetato para delinear as alterações de perfil propostas e esperadas com o
tratamento ortodôntico
com extração de quatro pré-molares e retração máxima dos dentes anteriores.

Depois de concluída a localização, subsistem ainda várias questões:

1. Enquanto o retratamento ortodôntico reduz a projeção labial, será desejável uma genioplastia para melhorar o queixo ligeiramente deficiente? Obviamente, a visualização dessas mudanças e a conveniência de uma genioplastia dependem da habilidade do clínico em poder visualizar, a partir do traçado do acetato, qual poderia ser o resultado, e da capacidade do paciente de ajudar o clínico a decidir se uma genioplastia seria desejável. Este é um aspeto valioso da imagiologia por vídeo no que diz respeito à bioética e ao consentimento informado, tal como descrito por Ackerman e Proffit. É claro que uma genioplastia pode ser considerada como um procedimento faseado após o retratamento ortodôntico.
2. Existem outras opções para além do retratamento ortodôntico? Existem efetivamente outras opções para equilibrar o perfil, recomendando a genioplastia de avanço e o avanço da ponta nasal através da rinoplastia.

Foi apresentado ao nosso paciente um plano de tratamento através de uma consulta de vídeo-cefalometria.

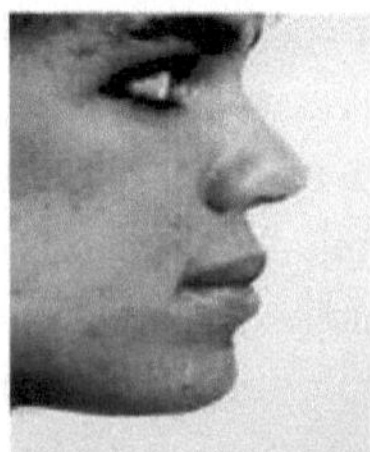

A opção não ortodôntica que poderia atingir os objectivos estéticos, genioplastia de avanço e rinoplastia para avanço da ponta, foi delineada na imagem para o paciente.

Nesta consulta, as suas opções de tratamento foram apresentadas como

1. Retratamento ortodôntico com extração de quatro pré-molares e retração dos incisivos. A retração com fio redondo e corrente foi defendida devido à A conveniência de verticalizar os incisivos durante a retração. Por conseguinte, em vez de fechar a ansa mecanicamente com retração em massa, foi utilizada uma bobina de tração em fio redondo.

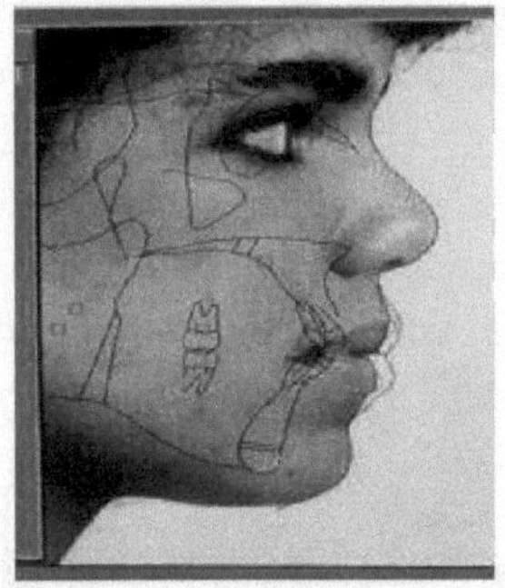

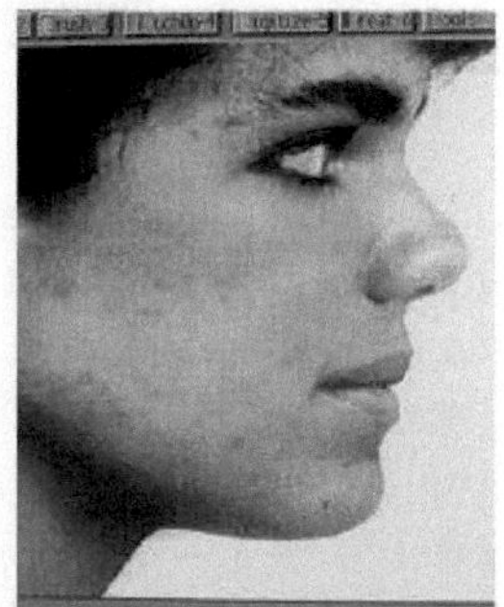

Previsão morfológica do retratamento ortodôntico.

2. Genioplastia de avanço.
3. Rinoplastia para aumentar a projeção nasal.

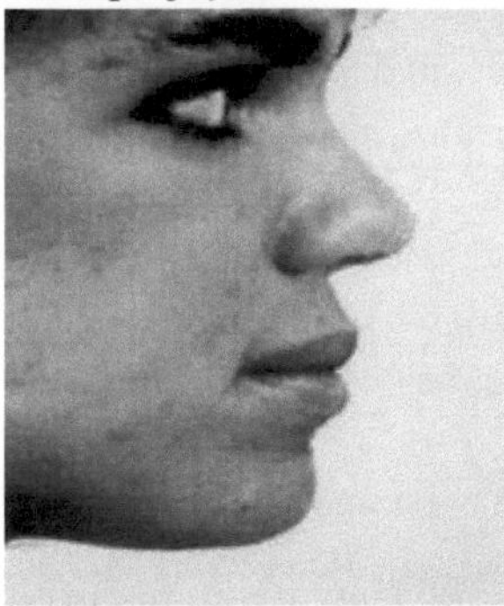

A Fig. ilustra as mudanças no perfil estético com o avanço do mento e o aumento da projeção nasal com a rinoplastia. As diferenças entre os planos de tratamento ortodôntico e não ortodôntico não são muito diferentes. Após a apresentação dessas opções de tratamento, nosso paciente optou pelo retratamento ortodôntico e solicitou aparelhos linguais devido às vantagens estéticas. Como os incisivos estavam alargados e grande parte da retração foi planejada para ser realizada com tração em fio redondo, foram colocados aparelhos linguais e o tratamento foi realizado. Foram necessários cerca de 20 meses para completar o tratamento. O perfil facial final e o resultado oclusal podem ser vistos aqui.

CONCLUSÃO

Em resumo, a integração de imagens de vídeo no aconselhamento dos pacientes sobre considerações estéticas do tratamento oferece várias vantagens:

1. Um nível de comunicação mais elevado.
2. Mais precisão nesta comunicação.
3. Esta comunicação é mais eficaz e menos morosa.

Uma vez que a imagiologia é mais realista e realista, o processo de planeamento do tratamento é facilitado para o ortodontista pelo seguinte

1. Melhoria da visualização dos planos de tratamento individuais. Isto resulta numa maior precisão no planeamento de um resultado desejado.
2. Maior participação dos doentes no processo de decisão do seu resultado final.
3. No caso do paciente ortodôntico cirúrgico, é fornecido um modelo mútuo para a tomada de decisões entre o paciente, o ortodontista e o cirurgião oral.

Num estudo realizado com os nossos pacientes cujas cirurgias foram planeadas de forma interactiva com tecnologia de imagem de vídeo, 90% dos pacientes referiram que consideraram o resultado final tão bom ou melhor do que a imagem projectada. Isto significa uma de três coisas:

1. Somos muito precisos e honestos com os nossos objectivos de tratamento projectados, no que diz respeito à sua exequibilidade.
2. Nos casos cirúrgicos, os nossos cirurgiões são muito bons a colocar as osteotomias no local onde estão planeadas.
3. A utilização da imagiologia descreve mais claramente ao doente o que pode esperar dos seus procedimentos, pelo que as suas expectativas podem ser mais razoáveis.

A infelicidade do paciente tenderia então a ocorrer quando os planeadores delineassem um tratamento que fosse clinicamente inatingível, e o ortodontista ou cirurgião fosse clinicamente incapaz de "entregar os bens" tal como delineados.

Planeamento de tratamento cefalométrico em vídeo

(1) Quantifica os movimentos em casos cirúrgicos de adultos;

(2) Permite a interação do doente com os médicos para ajudar a orientar o plano de tratamento

TOMAC-Análise de tecidos moles[25]

O TOMAC (acrónimo do nome do autor) é um sistema de planeamento e previsão do tratamento cirúrgico-ortodôntico, concebido para identificar o melhor perfil possível dos tecidos moles, testando os efeitos de várias opções ortodônticas e cirúrgicas. Com a prática, esse sistema identificará prontamente a combinação mais vantajosa de procedimentos de tratamento. Embora tenha sido desenvolvido para ortodontistas, os cirurgiões orais também o acharão útil. Os objectivos de tratamento visualizados são ferramentas importantes, normalmente utilizadas pelos ortodontistas para prever o crescimento e as alterações de tratamento em crianças em desenvolvimento. Os pioneiros da OVT foram Ricketts[26] , que, com a Rocky Mountain Orthodontics, desenvolveu um sistema computorizado de previsão; Holdaway; e Jacobson e Sadowsky, que previram primeiro a posição dos tecidos moles do lábio superior e depois colocaram os incisivos superiores em conformidade.

Atualmente, tornou-se habitual e, de facto, vital realizar previsões semelhantes para pacientes adultos que necessitam de tratamento cirúrgico-ortodôntico combinado para corrigir deformidades dentofaciais. Autores como Fish e Epker,[27] ,e Moshiri[28] e colegas preferiram mover os tecidos duros primeiro nas suas OVTs e depois adaptar os tecidos moles. Arnett, Bergman,[29,30,31] e colegas enfatizaram uma avaliação abrangente dos objectivos do perfil dos tecidos moles, com especial atenção para o posicionamento dos incisivos em primeiro lugar. Henderson, Hohl[32] e colegas, e Kinnebrew, Hoffman e Carlton[33] utilizaram técnicas de recorte fotográfico e cefalométrico para avaliar e prever os objectivos do tratamento. Sarver e colegas[8] salientaram o papel significativo das novas imagens de vídeo facial e das técnicas cefalométricas geradas por computador no planeamento da cirurgia ortognática e na comunicação com os pacientes. Foram Worms, Isaacson e Speidel[34] que iniciaram a ideia de planear primeiro o perfil dos tecidos moles e depois avaliar a quantidade de movimento dentário ou esquelético necessário para obter esse perfil, mas limitaram os seus objectivos ao movimento anteroposterior da área do queixo. Em Ortodontia, o perfil é frequentemente pensado apenas como a área entre o nariz e o queixo - a área mais influenciada pelo tratamento ortodôntico. Muitas análises dos tecidos moles, como as de Ricketts, Merrifield, Steiner,[35] e Holdaway, compreensivelmente focam na relação dos lábios com a área do nariz e do mento. Outros autores, no entanto, como Muzj, Mauchamp e Sassouni, Subtelny, Burstone, Sushner e Worms, Isaacson e Speidel, alertaram os ortodontistas para a importância de se considerar todo o perfil - e não apenas do nariz ao queixo - como parte da equação diagnóstica. Arnett e colaboradores mostraram a importância das estruturas dos tecidos moles do terço médio da face, como a borda orbital, o osso da bochecha, as bases alares e a área subpupilar.

Na TOMAC VTO, os objectivos dos tecidos moles são traçados primeiro e os tecidos duros são depois adaptados, com base nas respostas conhecidas dos tecidos moles aos tecidos duros.

Burstone,[36,37] Zylinski, Nanda,[38] e Kapila, e Nanda e Ghosh demonstraram que a espessura do tegumento dos tecidos moles pode variar consideravelmente de um doente para outro e que o perfil não depende necessariamente das estruturas dento-esqueléticas subjacentes. Pacientes com estruturas dentoesqueléticas semelhantes podem ter perfis de tecido mole muito diferentes, e vice-versa. Embora o ortodontista tenha uma infinidade de análises dento-esqueléticas à sua escolha, nenhuma delas foi considerada consistentemente fiável no diagnóstico de deformidades dento-faciais.

Pontos de referência dos tecidos moles

Os pontos de referência dos tecidos moles estão localizados de acordo com as definições de Burstone , Worms, Isaacson e Speidel[28] ,e colegas, Chaconas e Bartroff.[39]

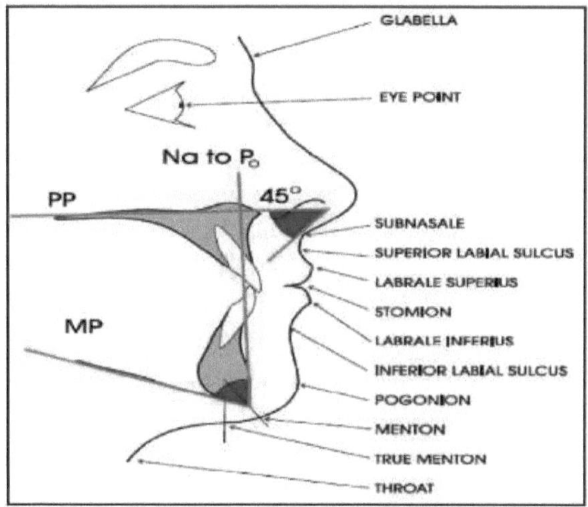

Fig. 2 Soft-tissue landmarks used in TOMAC.

Medições angulares

Ângulo do contorno facial

O ângulo do contorno facial (ACF) é muito importante para a análise, pois mede a convexidade ou concavidade da face. Este ângulo é formado pelas tangentes à glabela e ao pogónio dos tecidos moles, que se intersectam no subnasal. A linha que vai da glabela ao subnasal é designada por plano superior do contorno facial e a linha que vai do subnasal ao pogónio é designada por plano inferior do contorno facial. O ângulo agudo entre estes planos é o FCA, que descreve o grau de discrepância antero-posterior da face total. A glabela é um ponto estável e consistente, num contorno cuja forma pode variar de um indivíduo para outro e parece ser alterada apenas no tratamento das deformidades craniofaciais. Por outro lado, as posições espaciais do subnasal e do pogónio podem ser alteradas pela cirurgia ortognática.

O valor normal do FCA, segundo Burstone, é de -11° ± 3°. O FCA varia de acordo com o tipo facial, sendo que os indivíduos leptoprosópicos (face longa) tendem a ser mais convexos, cerca de -16°, e os pacientes eurprosópicos (face curta) tendem a ter ângulos mais agudos, cerca de -7°.

Czarnecki, Nanda e Currier[40] pediram a 545 profissionais de medicina dentária que avaliassem uma série de perfis construídos para homens e mulheres. Depois de medir os FCAs destes perfis seleccionados, o Dr. Collum descobriu que o "ideal" para os homens variava entre -10° e -14°, com uma média de -12°. O "ideal" para as mulheres variava entre -14° e -16°, com uma média de -15°. Nanda, Ghosh e Bazakidou[41] encontraram resultados semelhantes numa análise facial tridimensional utilizando um sistema de imagem de vídeo, embora tenham medido a convexidade a partir do tecido mole nasal e não da glabela. Sutter e Turley[42] descobriram que o FCA era ligeiramente mais plano em modelos femininos caucasianos (-11,0°) do que num grupo de controlo (-13,9°).

Ângulo nasolabial

O ângulo nasolabial é formado pela intersecção de uma linha com origem no subnasal e tangente ao bordo inferior do nariz com uma linha que vai do labrale superius ao subnasal.

Esta medida útil indica a protrusão do lábio superior em relação ao nariz, mas também pode ser um reflexo da ponta do nariz para cima ou para baixo. Verifiquei que o ângulo varia entre 110° e 120° nas mulheres e entre 100° e 110° nos homens. A ponta do nariz é mais elevada nas mulheres do que nos homens, criando um ângulo mais obtuso. De acordo com McNamara, Brust e Riolo, a média é de 102,4° ± 8,2° para os machos e 102,2° ± 7,7° para as fêmeas; Burstone encontrou a norma de 106° ± 8°.

Ângulo nasofacial

O ângulo nasofacial, formado pela intersecção de uma tangente ao rádix e à ponta do nariz com uma linha traçada da glabela ao pogónio, é importante porque descreve a protrusão e a inclinação do nariz em relação ao perfil facial total. Um queixo retrognata produzirá um grande ângulo, que por sua vez enfatizará o tamanho do nariz. Este efeito é grandemente reduzido se a mandíbula for avançada. Se o ângulo for mais agudo, então ou a inclinação do nariz é acentuada, a maxila é recessiva, ou a mandíbula é prognática. A norma é de 30-35° a 36-40°.

Ângulo entre o lábio inferior e a garganta

Este ângulo é formado por uma linha traçada a partir do labrale inferius e tangente ao pogonion, intersectando uma tangente à garganta que passa pelo ponto da garganta e pelo menton do tecido mole. É útil para determinar a posição do lábio inferior em relação ao queixo. Nas mandíbulas prognáticas, tende a ser agudo; nas mandíbulas retrognáticas, obtuso. O ângulo de intersecção normal é de 110° ± 8° (Worms, Isaacson, Speidel).

Medições lineares

Protrusão labial

Hsu analisou as posições dos lábios de 110 estudantes seleccionados de um conjunto de 1000 para avaliar a atratividade dos seus perfis. Cinco linhas de referência - a linha "E" de Ricketts, a linha "H" de Holdaway,5,6 a linha "S" de Steiner, a linha "B" de Burstone e a linha "S2" de Sushner - foram analisadas estatisticamente quanto à consistência (o menor coeficiente de variação) e à sensibilidade (a capacidade de diferenciar perfis atraentes de perfis não atraentes). A linha "B" de Burstone foi considerada a mais consistente e sensível dessas linhas de referência na mensuração da posição dos lábios. Esta linha, traçada do subnasal ao pogónio, é a mesma que o plano do contorno facial inferior. Os lábios são medidos em ângulos rectos a partir do plano do contorno facial inferior até ao labrale superius e labrale inferius (os pontos mais anteriores dos lábios).

A protrusão do lábio superior é uma excelente medida da protrusão ou retrusão labial quando utilizada em conjunto com o ângulo nasolabial. A norma é +3,5 mm ± 1,4 mm. A protrusão do lábio inferior deve ser utilizada em conjunto com o ângulo lábio-boca-garganta inferior. A norma é +2,2mm ±1,6mm.

Ao planear a posição dos lábios, devem ser feitas todas as tentativas para obter a posição ideal. No entanto, se tal não for possível, a protrusão dos lábios superior e inferior deve ser aproximadamente igual. Os lábios tornam-se inestéticos se um sobressair ou retrair mais de 1,6 mm em relação ao outro.

O comprimento nasal (da base inferior do nariz até à ponta) tem um desvio padrão duas vezes maior do que o da protrusão labial. Por conseguinte, não é aconselhável relacionar os lábios com o nariz, como é feito em algumas análises da face inferior.

Comprimento do queixo

O comprimento do queixo é medido a partir do mento construído do tecido mole até à intersecção das tangentes ao queixo e à garganta. Este fator é difícil de medir

não é exacta, porque está sujeita a uma série de variáveis: a quantidade de gordura presente, a postura da cabeça e a forma da mandíbula e da garganta. No entanto, é um guia razoável no planeamento do tratamento. Existem poucos perfis tão inestéticos quanto o produzido por uma osteotomia de redução mandibular num paciente Classe III com um queixo curto antes da cirurgia. No pós-operatório, o queixo fica ainda mais curto, com um rolo de tecido mole abaixo do queixo e uma junção pescoço-queixo mal definida.

A norma de referência, de acordo com Worms, Speidel e Isaacson, é 57 mm ± 6 mm. Considero este valor demasiado grande e recomendo a utilização de 38-42 mm nas mulheres e 40-45 mm nos homens. Justifica-se uma investigação mais aprofundada.

Altura facial

Existem várias análises esqueléticas que medem a altura facial, mas os tecidos moles que cobrem as estruturas esqueléticas e dentárias não reflectem necessariamente as medidas dos tecidos duros.

A investigação inédita de Cutcliffe dividiu a face em quintos entre o ponto dos olhos (E), bissectando a distância entre o supraorbital e o infraorbital,
e menton construído em tecido mole. A altura facial superior (AFS), medida do ponto dos olhos ao subnasal, representa dois quintos. A altura facial média (MFH) ou comprimento do lábio superior (ULL) é medida do subnasal ao estomago e contribui com um quinto. A norma para as mulheres é 20 mm; para os homens, 24 mm. A Altura Facial Inferior (LFH) ou Comprimento do Lábio Inferior (LLL), do estomago ao mento construído, constitui os dois quintos finais. Esta é uma excelente análise proporcional da altura facial, mas deve ser utilizada em combinação com medições do espaço interlabial e da exposição dos incisivos maxilares.

Lacuna interlabial

O espaço interlabial é o espaço entre os lábios superior e inferior quando estes estão relaxados, com a cabeça numa posição vertical normal e os dentes em oclusão cêntrica. A norma é 1,8 mm ± 1,2 mm (Burstone), com um intervalo de 0-3 mm. Se a medida exceder os 3 mm, indica uma altura facial inferior excessiva. Quando os lábios tão afastados são fechados, a musculatura labial fica tensa.

Exposição do incisivo maxilar

O incisivo superior deve ser exposto abaixo do lábio superior relaxado em 1-2mm nos homens e 3-5mm nas mulheres, de acordo com Wolford, Hilliard e Dugan. Esta é uma medida crítica da qual depende grande parte do planeamento vertical para o tratamento cirúrgico-ortodôntico.

Uma exposição excessiva indica uma altura maxilar aumentada. O planeamento do tratamento para um sorriso gengival deve ser evitado, porque a função labial exagera a exposição. Por outro lado, se os incisivos superiores estiverem subexpostos sob o lábio superior relaxado, pode suspeitar-se de uma deficiência na altura do maxilar ou de atrição dos dentes.

A exposição dos incisivos deve ser considerada em conjunto com o comprimento do lábio e o grau do arco de cupido do lábio superior, que é maior nas mulheres. De acordo com Nanda, Ghosh e Bazakidou, o comprimento do lábio pode aumentar com a idade em até 1 mm. Este facto deve ser tido em conta quando se planeia a correção do excesso vertical do maxilar.

Lábio cónico

A espessura do lábio superior pode ser medida em ambas as posturas, relaxada e com os lábios juntos. A medição é efectuada a partir do ponto de espessura máxima do lábio superior, imediatamente abaixo do subnasal, até ao osso subjacente, normalmente cerca de 3 mm abaixo desse ponto. Esta medida é comparada com a medida efectuada a partir das coroas dos incisivos até ao bordo do vermelhão.

A norma é 14 mm para a medida superior e 15 mm para a medida inferior, resultando num afunilamento de 1 mm (Holdaway). No entanto, de acordo com McNamara, Brust e Riolo, a espessura média dos lábios na ponta dos incisivos é de 12,7 mm nos homens e de 9,4 mm nas mulheres - consideravelmente mais fina do que as medidas de Holdaway.

Em alguns pacientes, os lábios mostram tensão ou um aumento da conicidade, mesmo na posição relaxada. Isto parece ser mais prevalente em doentes mais velhos, e deve ser tido em conta quando se retraem incisivos maxilares proclinados.

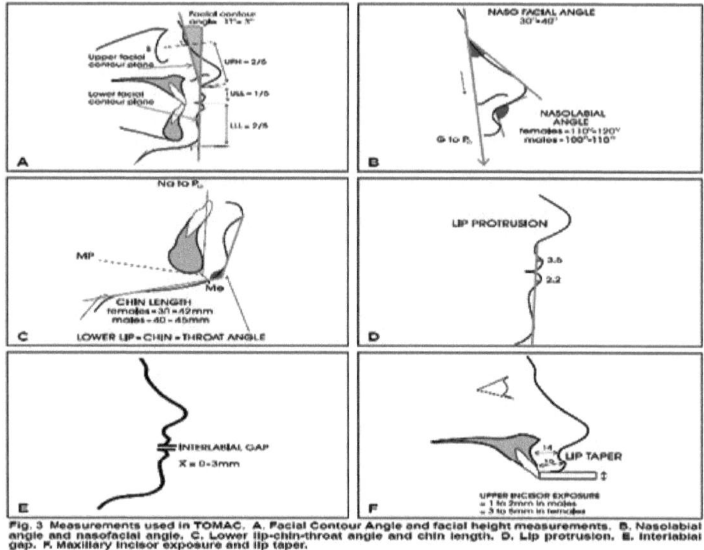

Fig. 3 Measurements used in TOMAC. A. Facial Contour Angle and facial height measurements. B. Nasolabial angle and nasofacial angle. C. Lower lip-chin-throat angle and chin length. D. Lip protrusion. E. Interlabial gap. F. Maxillary incisor exposure and lip taper.

Alterações dos tecidos moles resultantes de vários procedimentos cirúrgicos

Para prever o perfil dos tecidos moles, é vital ter um conhecimento profundo das reacções dos tecidos moles causadas por diferentes movimentos cirúrgicos dos maxilares.

Avanço mandibular

O pogónio de tecidos moles avança numa proporção de quase 1:1 (100%) com o pogónio de tecidos duros, de acordo com Gardner.

O sulco labial inferior responde numa proporção de .69:1 (70%) com o ponto B de tecido duro.

O Labrale inferius avança numa proporção de .77:1 (75%) com a ponta do incisivo inferior.

O queixo de tecido mole avança em harmonia com o queixo ósseo subjacente. A espessura do lábio também desempenha um papel - quanto mais grosso for o lábio, menos avançará, e quanto mais fino for o lábio, mais responderá. O lábio inferior avança menos do que o queixo de tecido mole devido ao seu estado antes da cirurgia, quando pode ser enrolado, evertido e já para a frente.

Recuo mandibular

O pogónio de tecido mole segue o pogónio de tecido duro numa relação de 1:1 (100%) (Betts e Fonseca47). O sulco labial inferior responde numa relação de .77:1 (75%) com o ponto B de tecido duro.

O labrale inferius responde ao movimento distal
do incisivo mandibular numa proporção de .79:1 (75%) (Dancaster).

O lábio inferior encurta ligeiramente e torna-se mais saliente, curvando-se para fora, e a prega labiomental torna-se mais acentuada. Apenas ocorrem efeitos menores no lábio superior e no ângulo nasolabial.

Genioplastia

De acordo com a pesquisa de Gardner sobre genioplastias de aumento, o queixo de tecido mole avança numa proporção de 1:1 com o queixo de tecido duro. O avanço do mento não tem influência sobre o lábio inferior no labrale inferius, mas o sulco labial inferior aprofunda-se.

Nas genioplastias de redução, o mento de tecido mole também segue os contornos ósseos numa proporção de 1:1.

As genioplastias só devem ser realizadas se complementarem e equilibrarem a posição dos lábios. Para uma comparação mais detalhada das alterações dos tecidos moles relatadas por vários autores, consulte Betts e Fonseca.

Avanço do maxilar

A ponta do nariz responde ao avanço maxilar medido no anterius do incisivo superior numa proporção de .26:1 (25% do movimento do tecido duro), como demonstrado por Dancaster.

O subnasal avança numa proporção de .52:1 (50%) com o incisivo superior anterius, e numa proporção de .56:1 (55%) com o subespinal (ponto A).

O sulco labial superior move-se horizontalmente numa proporção de .69:1 (70%) com o incisivo superior anterius; por outras palavras, o meio do lábio superior torna-se menos côncavo à medida que se torna mais plano.

O Labrale superius responde numa proporção de .55:1 (55%) com o incisivo maxilar anterius. Carlotti, Aschaffenburg e Schendel relataram uma proporção de .9:1 (90%) usando sua técnica de fechamento de ferida de tecido mole VY.

De acordo com Freihofer, deixar a espinha anterior intacta causa um maior movimento para a frente do lábio superior e do subnasal.
Embora não se tenha conseguido demonstrar que a técnica de encerramento VY produzisse alterações horizontais previsíveis nos tecidos moles do lábio superior no labrale superius, verificou-se que o stomion superius avançava cerca de 25% mais do que quando não se utilizava o encerramento VY. A técnica VY também reduziu a quantidade de encurtamento do lábio de .26:1 para .1:1.
O Labrale superius e o stomion superius movem-se verticalmente numa proporção de .1:1 (10%) com o avanço maxilar.
Os lábios finos (menos de 15 mm) avançam 2,8 vezes mais do que os lábios grossos.
A largura nasal é controlada pela técnica de sutura alar cinch; apenas um aumento de 2,8% foi relatado por Guymon, Crosby e Wolford, contra um aumento de 10% quando a técnica não foi realizada.
À medida que a maxila avança, a ponta do nariz avança ligeiramente, as bases alares alargam-se marginalmente, o subnasal avança, o sulco labial superior achata-se e o labrale superius avança. Para uma comparação mais aprofundada dos resultados da investigação, consultar Betts e Fonseca.

Impactação maxilar

A elevação indesejável da ponta nasal pode ocorrer como resultado do reposicionamento superior da maxila. Radney e Jacobs encontraram cerca de 1mm de elevação para cada 6mm de reposicionamento superior da maxila (15%). Schendel e Williamson, numa amostra de 10 casos com um movimento vertical médio da maxila de 6,3mm, encontraram até 2,4mm. Se a maxila também for avançada no processo de elevação, a ponta nasal será mais avançada e elevada, o que é importante para o ortodontista lembrar, pois a maxila
Os incisivos devem ser descompensados (retroinclinados) para que o avanço cirúrgico da dentição seja minimizado, a menos que seja desejado de outra forma.
As bases alares se alargam com a impactação maxilar, mas isso pode ser controlado pela sutura cinch da base alar, que, de acordo com Guymon, Crosby e Wolford, restringe esse alargamento a apenas 2,8%. No entanto, se as bases alares forem particularmente estreitas, pode não ser necessário efetuar uma sutura cinch.
O ângulo nasolabial diminui com a impactação maxilar, de acordo com O'Ryan e colaboradores, embora Sarver e Weissman tenham considerado essa alteração insignificante. McFarlane e colaboradores quantificaram as características morfológicas nasais que predispõem os pacientes com osteotomias Le Fort I a uma maior ou menor deflexão da ponta nasal. O seu Índice de Resistência à

Deflexão simples é derivado de fotografias faciais, usando uma classificação numérica baseada na perceção tridimensional da maior parte do tecido anterior à narina em relação ao tamanho horizontal total do nariz (da base alar à ponta). A área anterior às narinas é normalmente um terço do comprimento horizontal total. Quanto maior for a área anterior às narinas, maior será a deflexão da ponta. Quanto maior for o movimento da maxila, maior será o avanço e a deflexão da ponta. Além disso, quanto maior for o ângulo columelar (o ângulo obtuso da vertical do nariz em relação a uma tangente à columela), mais o nariz se inclinará para cima e as narinas se dilatarão anteriormente (semelhante aos faróis de um Porsche). Estas características anatómicas devem ser seriamente consideradas no planeamento do tratamento.

O lábio superior eleva-se superiormente com a maxila impactada em cerca de 40% (Radney e Jacobs[44]). Sarver e Weissman observaram um encurtamento mínimo do lábio superior, medido do subnasal ao estomago, num estudo de acompanhamento de cinco anos. Rosen alertou que o lábio superior encurtará mais se a maxila estiver avançada e impactada. A quantidade de alteração vertical dos tecidos moles aumenta progressivamente da ponta do nariz até o estomago superior. A técnica de fechamento cirúrgico VY pode ajudar a prevenir a perda indesejável da exposição do vermelhão e reduzir o encurtamento do lábio.

Sarver e Weissman observaram um pequeno afinamento dos tecidos moles do lábio superior a curto prazo, mas que se tornou ligeiramente significativo a longo prazo (cinco anos). Por outro lado, O'Ryan e Schendel referiram o adelgaçamento do lábio como um fator importante no planeamento do tratamento.

Auto-rotação

O tecido mole do queixo segue a autorrotação da mandíbula numa relação aproximada de 1:1, de acordo com Radney e Jacobs[433] e Mansour, Burstone e Legan.

O lábio inferior torna-se ligeiramente recessivo no labrale inferius e o ângulo labiomental aumenta.

TOMAC: Construção VTO na dimensão horizontal[44]

É aqui que as várias opções ortodônticas e cirúrgicas são testadas e a combinação ideal é visualizada. No plano antero-posterior, o ângulo do contorno facial (ACF) é alterado para o ideal escolhido. Os maxilares superior e inferior, ou ambos, são traçados nas suas novas posições, de acordo com as reacções dos tecidos moles aos movimentos cirúrgicos, e os dentes são descompensados em conformidade. Os movimentos dos incisivos são medidos e reconciliados com as discrepâncias de comprimento do arco e com as posições fisiológicas dos dentes no osso alveolar.

No plano vertical, a chave é a posição do incisivo maxilar em relação ao lábio superior relaxado. Os incisivos superiores são movidos verticalmente no traçado, se necessário, para as suas posições ideais em relação ao lábio superior, e a mandíbula é auto-rotacionada de modo a obter a relação vertical correcta dos incisivos superiores e inferiores. O novo FCA é medido e comparado com o FCA ideal selecionado. Os movimentos antero-posteriores apropriados da mandíbula são então efectuados para obter o perfil total ideal. Os dentes são descompensados nas posições mais favoráveis às alterações cirúrgicas desejadas, tendo em conta as discrepâncias de comprimento do arco e as posições fisiológicas no osso alveolar. Os movimentos dos incisivos necessários para efetuar as alterações esqueléticas são medidos para serem utilizados na OTO pré-cirúrgica.

OTO pré-cirúrgico-ortodôntico

Este é construído a partir da informação contida no teste VTO. As descompensações necessárias dos incisivos, os ajustes dos molares e as alterações dos tecidos moles tornam-se os objectivos ortodônticos antes do procedimento cirúrgico.

OVT cirúrgico

A OVT cirúrgica é construída sobre a OVT pré-cirúrgica, com os cortes cirúrgicos esquematizados sobre os traçados dos maxilares. Os movimentos cirúrgicos simulados são regidos pelas posições descompensadas dos incisivos. O perfil dos tecidos moles é então traçado de acordo com as relações de movimento esperadas entre os tecidos moles e os tecidos duros.

O sistema TOMAC permite ao ortodontista efetuar um planeamento preciso do tratamento em ligação com o cirurgião. Foram seleccionados dois casos para ilustrar os princípios da TOMAC na dimensão horizontal.

Case 1: Avanço mandibular

Um homem de 28 anos de idade apresentou-se com a queixa principal de atrito dos incisivos mandibulares. Foi diagnosticado como Classe II esquelética, com apinhamento mínimo na arcada mandibular, 3 mm de apinhamento na arcada maxilar, incisivos superiores severamente retroinclinados, incisivos inferiores moderadamente retroinclinados, sobremordida profunda, mordida cruzada posterior maxilar relativa e atrição dos incisivos mandibulares. O perfil dos tecidos moles era convexo, com uma mandíbula recessiva, queixo curto, altura facial anterior inferior deficiente, sulco labiomental profundo, ângulo nasolabial obtuso e lábio inferior recessivo.

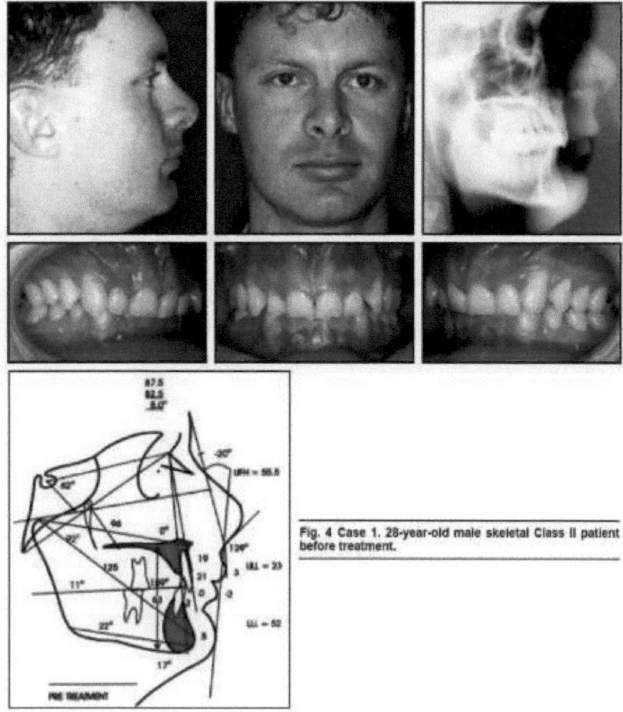
Fig. 4 Case 1. 28-year-old male skeletal Class II patient before treatment.

Os passos seguintes são efectuados para construir a VTO para o avanço mandibular. Para um recuo mandibular, as direcções seriam invertidas.

Teste VTO

1. Sobrepor uma nova folha de acetato sobre o traçado original. Traçar os tecidos duros que não mudarão com a cirurgia - base craniana anterior, maxila, molares e incisivos superiores e segmento proximal da mandíbula - e o contorno dos tecidos moles da glabela ao subnasal. Desenhar o plano de contorno facial superior e construir o plano de contorno facial inferior na angulação ideal (-8° a -11°). Adicionar o plano oclusal.
2. Sobrepor o traçado no plano oclusal, e deslizar o traçado para a esquerda para simular o avanço mandibular (ou para a direita para um recuo mandibular), de modo que o queixo de tecido mole seja tangente ao novo plano ideal do contorno facial inferior. Os pontos de referência básicos do perfil - face superior (glabela), face média (subnasal) e face inferior (pogonion) - aproximar-se-ão agora das posições normais. Desenhar a sínfise, o segmento distal da mandíbula e os molares e incisivos inferiores. (Lembre-se: isso é antes de qualquer movimento ortodôntico).

O movimento cirúrgico máximo que pode ser alcançado é de 6-8 mm com um avanço mandibular, e 6 mm com uma redução mandibular.
Existem excepções, mas estes casos extremos devem ser discutidos com o cirurgião.

3. Conciliar os movimentos dos incisivos ou a descompensação necessária para criar o perfil ideal com o comprimento da arcada e a anatomia óssea. Tomar decisões de extração, se necessário, e avaliar os requisitos de ancoragem. Se não for possível obter uma relação interincisal normal com os dentes em boa posição fisiológica no osso alveolar, será necessário procurar perfis de compromisso. Assim, é determinada a combinação óptima de movimentos ortodônticos e cirúrgicos necessários para o melhor perfil possível.

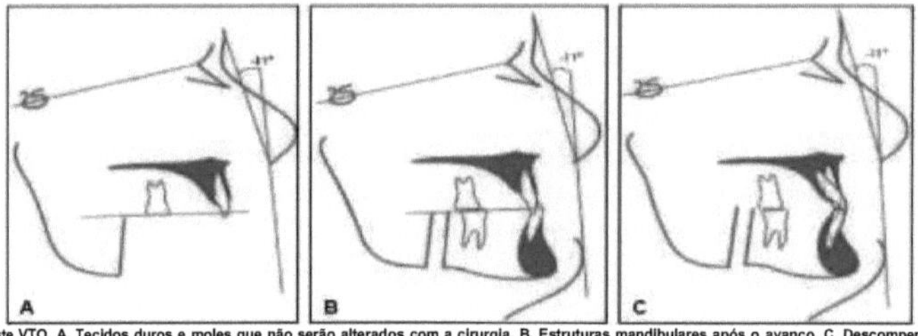

Fig. 5 Caso 1. Teste VTO. A. Tecidos duros e moles que não serão alterados com a cirurgia. B. Estruturas mandibulares após o avanço. C. Descompensação do incisivo necessária para obter o melhor perfil.

A informação derivada da VTO de teste é aplicada nas VTOs ortodônticas e cirúrgicas que se seguem.

OTO pré-cirúrgico-ortodôntico

Construir uma nova VTO para refletir os movimentos ortodônticos que serão necessários para permitir que a cirurgia crie o perfil ideal (ou o mais próximo do ideal). A abertura ou fechamento da mordida é medida pela mudança na angulação da linha que vai do côndilo ao gnátio. É importante desenhar as alterações dos tecidos moles que ocorrerão como resultado de qualquer descompensação ortodôntica.

VTO cirúrgico)

4. Colocar uma nova folha de acetato sobre a OVT pré-cirúrgica-ortodôntica. Traçar os tecidos duros que não sofrerão alterações com a cirurgia e os tecidos moles
da glabela ao subnasal, incluindo o nariz. Os segmentos proximal e distal da mandíbula devem ser separados por um corte de osteotomia, representado por uma linha quase vertical na região do segundo molar. Traçar no segmento proximal.

5. Avançar (ou recuar) a mandíbula ao longo do plano oclusal, movendo o papel vegetal para a esquerda (ou direita), de modo a que os incisivos formem uma relação normal de Classe I. Na maioria dos casos, os molares também devem ser de Classe I. Nos doentes em que é necessária uma correção cirúrgica

da sobremordida profunda, rodar o papel vegetal no sentido dos ponteiros do relógio (uma rotação de abertura do segmento distal) para obter uma relação de incisivos de Classe I. Esta é uma manobra cirurgicamente estável.

6. Traçar no segmento distal da mandíbula, o corte da osteotomia, os molares, os incisivos e o contorno do mento de tecido mole. No reposicionamento cirúrgico ântero-posterior da mandíbula, o mento de tecido mole segue geralmente o mento ósseo numa proporção de 1:1, embora se observe um ligeiro achatamento do tecido mole em alguns casos. Medir as distâncias entre as linhas de corte da osteotomia antiga e nova, superior e inferiormente, para estabelecer a quantidade de movimento mandibular.

7. Desenhar os lábios. Consulte as alterações dos tecidos moles associadas ao avanço e recuo mandibular para obter directrizes detalhadas sobre a resposta dos lábios à cirurgia. Em termos práticos, o lábio inferior avança 75% da distância de um avanço do incisivo mandibular, e retrai-se de forma semelhante com o recuo mandibular.

8. É agora vital testar a posição do queixo para a harmonia do perfil. Desenhar o novo FCA e compará-lo com a norma. Medir e avaliar as posições dos lábios em relação ao plano do contorno facial inferior. Se necessário, repita as OVTs utilizando diferentes objectivos ortodônticos até obter um resultado estético satisfatório.

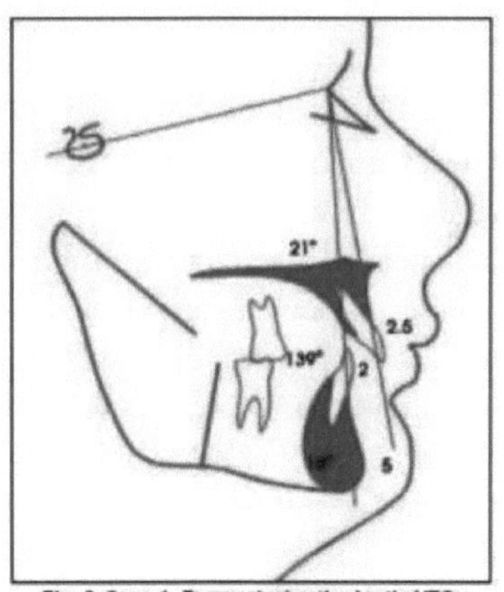

Fig. 6 Case 1. Presurgical-orthodontic VTO.

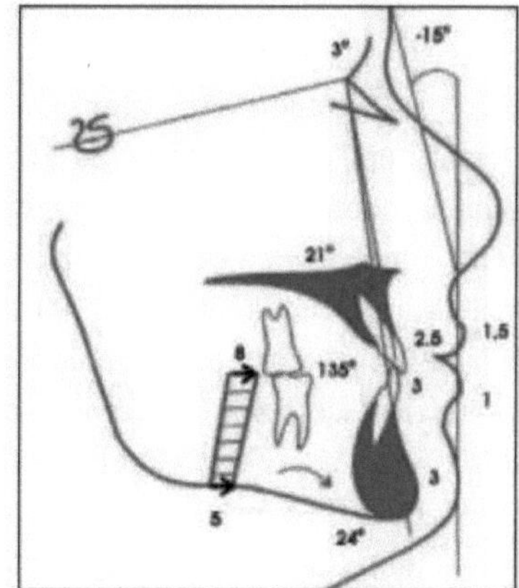

Fig. 7 Case 1. Surgical VTO.

Resultados

Os objectivos do tratamento foram alcançados. Uma vez que foi necessário um movimento para baixo e para a frente do segmento distal da mandíbula para corrigir o grande overjet e a sobremordida profunda, o queixo não foi avançado tanto quanto o FCA alvo teria indicado. Ainda assim, o queixo e os lábios estavam em equilíbrio favorável após o tratamento.

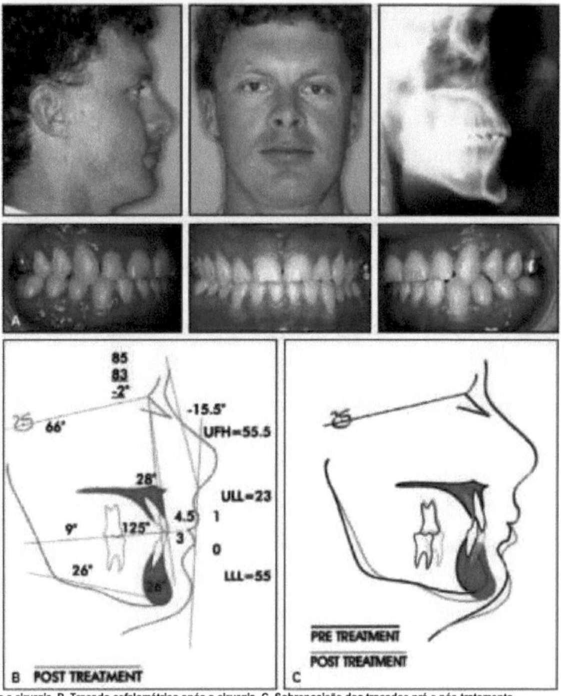

Fig. 8 Casel. A. Paciente após a cirurgia. B. Traçado cefalométrico após a cirurgia. C. Sobreposição dos traçados pré e pós-tratamento.

Case 2: Avanço do maxilar

A paciente era uma rapariga de 16 anos cujas queixas principais eram uma mordida desconfortável e uma aparência facial que "não era normal".

Foi feito o diagnóstico de uma relação esquelética de Classe III da mandíbula e de uma altura facial anterior inferior deficiente. A paciente apresentava mordida cruzada anterior, mordida cruzada posterior bilateral relativa, diastema da linha média maxilar, deslizamento funcional da mandíbula para cima e para frente de 0,5 mm, incisivos inferiores retroinclinados e apinhamento de 3 mm na arcada mandibular. O seu perfil de tecidos moles era côncavo, com uma posição recessiva dos lábios, ângulo nasolabial deficiente, lábio superior curto, achatamento paranasal e altura facial anterior inferior deficiente.

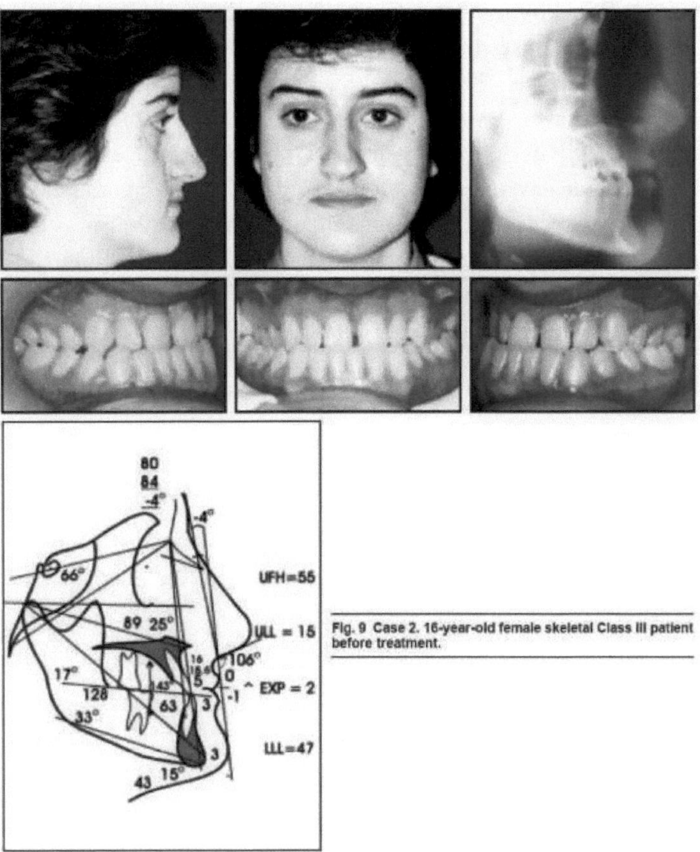

Fig. 9 Case 2. 16-year-old female skeletal Class III patient before treatment.

Teste VTO

1. Desenhe todas as estruturas que não mudarão com a cirurgia - a base do crânio, a mandíbula e seus dentes, o queixo de tecido mole, o lábio inferior, a testa e a metade superior do contorno nasal (Fig. 10A). Desenhar o FCA ideal.
2. A glabela e o pogónio de tecido mole permanecerão estáticos enquanto o subnasal é avançado. Um avanço de 1mm do subnasale significa um avanço de 2mm da maxila anterior. Portanto, usando o plano palatino como guia, avance a maxila, incluindo os dentes, duas vezes a distância que o subnasale foi avançado.
3. Avaliar a relação entre os incisivos maxilares e mandibulares. Existe agora um overjet ou ainda estão em mordida cruzada? Decidir se os incisivos maxilares ou mandibulares, ou ambos, podem ser inclinados (descompensados) para alcançar uma relação de incisivos de Classe I. Os incisivos devem estar em

boas posições fisiológicas no osso alveolar. Conciliar o movimento necessário dos incisivos com a discrepância do comprimento da arcada e tomar as decisões de extração adequadas. Se o FCA for ideal, mas resultar numa relação de incisivos desfavorável, deve ser determinado um FCA de compromisso.

4. Desenhar os lábios, que avançarão no labrale superius em 75% do movimento dos dentes, e desenhar a metade inferior do contorno nasal. A ponta do nariz avançará cerca de 15% do movimento maxilar. Avaliar as posições dos lábios em relação ao plano do contorno facial inferior e o perfil total em relação ao FCA. Se a harmonia facial não for alcançada, devem ser procuradas soluções de compromisso.

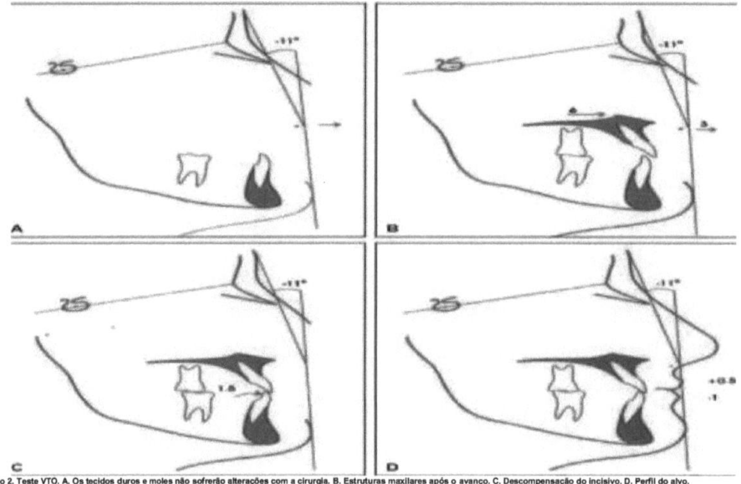

Fig. 10 Caso 2. Teste VTO. A. Os tecidos duros e moles não sofrerão alterações com a cirurgia. B. Estruturas maxilares após o avanço. C. Descompensação do incisivo. D. Perfil do alvo.

OTO pré-cirúrgico-ortodôntico

Construir a VTO ortodôntica a partir das informações da VTO de teste, tendo em conta a abertura ou fecho da mordida, a discrepância do comprimento da arcada, o ajuste dos molares e as posições planeadas dos incisivos.

O perfil labial deve ser ajustado se o movimento dos incisivos for significativo.

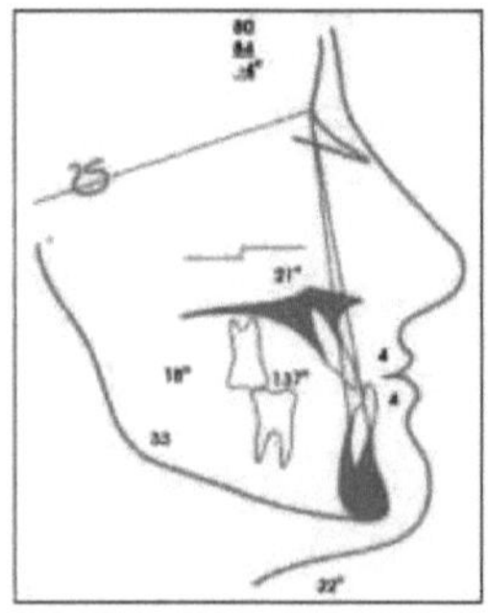

Fig. 11 Caso 2. OVNI pré-cirúrgico-ortodôntica.

OVT cirúrgico

1. Colocar uma nova folha de papel de acetato sobre a OVT pré-cirúrgica-ortodôntica. Trace todas as estruturas que não serão alteradas com a cirurgia. Acrescentar o plano oclusal. Desenhar os cortes da osteotomia Le Fort I acima das raízes dos dentes maxilares.
2. Avançar o maxilar para uma relação de incisivos de Classe I com a mandíbula.
3. Desenhe os tecidos moles utilizando as proporções da secção sobre a reação dos tecidos moles ao avanço maxilar.
4. Avaliar os tecidos moles. Desenhar o FCA e avaliar a harmonia dos lábios em relação ao plano do contorno facial inferior.

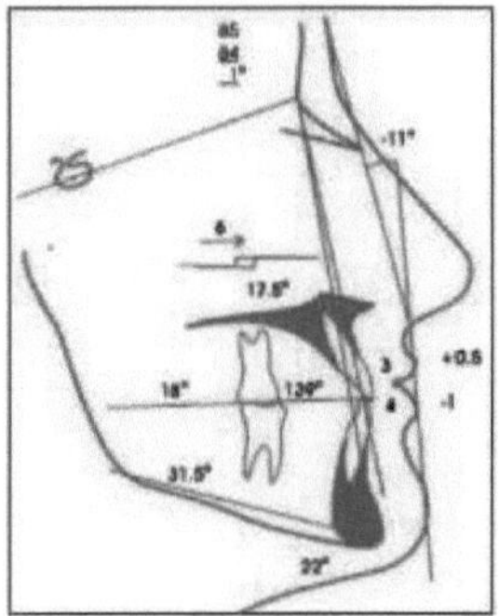

Fig. 12 Caso 2. OVT cirúrgica.

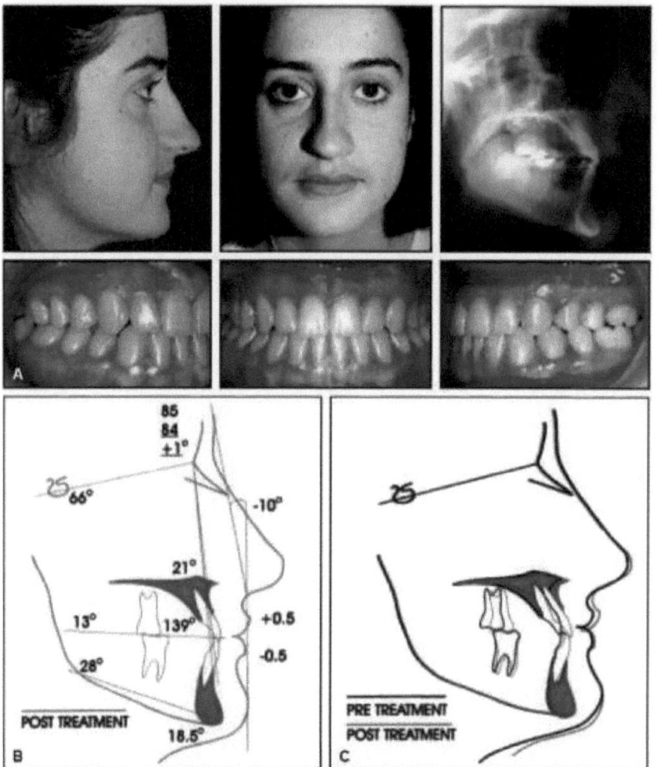

Fig. 13 Caso 1. A. Paciente após a cirurgia. B. Traçado cefalométrico após a cirurgia. C. Sobreposição dos traçados pré e pós-tratamento.

TOMAC: Construção VTO na dimensão vertical[45]

As duas primeiras partes desta série cobriram a análise do perfil facial TOMAC e os princípios da construção da VTO na dimensão horizontal (JCO, junho e julho de 2001). Esta última parte centrar-se-á na dimensão vertical, cenários de maxila dupla e planeamento de tratamento complexo, e rotação do complexo maxilomandibular.

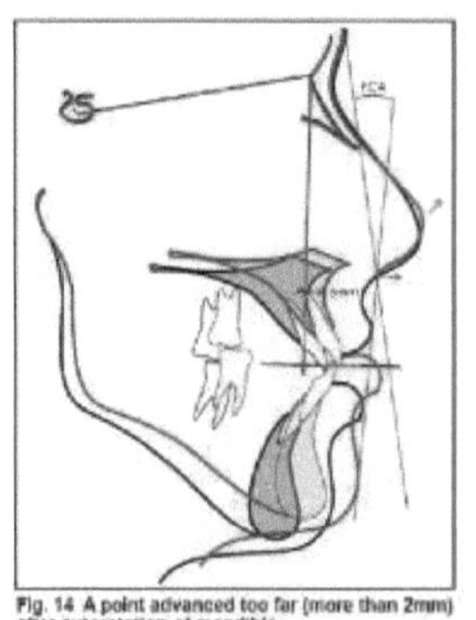

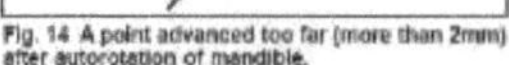
Fig. 14 A point advanced too far (more than 2mm) after autorotation of mandible.

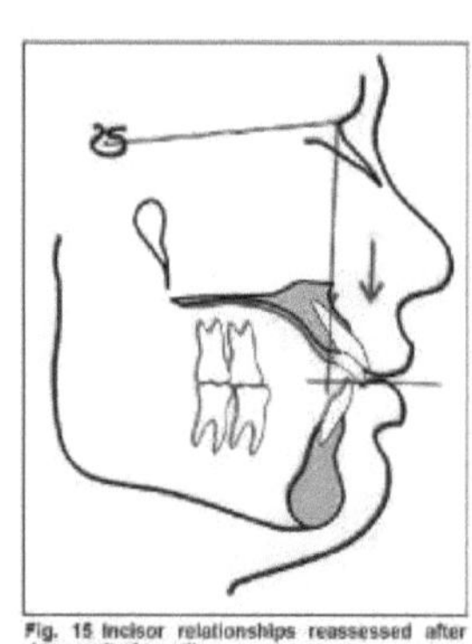

Fig. 15 Incisor relationships reassessed after downgraft of maxilla.

Redução da altura facial anterior inferior

A chave para o planeamento da correção do excesso maxilar-vertical, com ou sem

A mordida aberta, é que o cefalograma lateral de diagnóstico deve ser tirado com os lábios completamente relaxados. As medições significativas dos tecidos moles são o espaço interlabial e a distância entre a ponta incisal e o estómio do lábio superior.

Na OVT de teste, a nova posição vertical do incisivo maxilar é representada por uma linha 2 mm abaixo de uma tangente ao aspeto inferior do lábio superior relaxado. A mandíbula é rodada em torno do côndilo até que o incisivo central inferior esteja 11,5 mm acima desta linha horizontal. Quando subsequentemente se traça o maxilar, é importante que o maxilar não seja avançado mais de 2 mm da linha NA original. Um avanço maior fará com que os incisivos inferiores fiquem demasiado proclinados e necessitem de verticalização ou retroinclinação. O avanço excessivo da maxila para corresponder à rotação de fecho da mandíbula também pode ter efeitos indesejáveis nos tecidos moles, como o encurtamento excessivo do lábio superior, a deflexão da ponta nasal e o alargamento das narinas. Em todos os casos, o novo ângulo do contorno facial (FCA) deve ser medido para determinar se existem discrepâncias de perfil.

Correção da deficiência vertical do maxilar

A deficiência vertical da maxila está normalmente associada a um fechamento excessivo da mandíbula oclusiva, o que aumenta o espaço livre. É útil construir uma mordida de cera a cerca de metade do espaço livre, dependendo da idade do paciente, e efetuar o cefalograma lateral com esta mordida de cera em posição. Para avaliar melhor a relação entre os incisivos superiores e o estomago do lábio superior, também pode ser tirado um headfilm com os lábios a tocarem-se.

Na deficiência vertical maxilar, os incisivos maxilares estão normalmente subexpostos em relação ao lábio superior relaxado. A nova posição vertical do incisivo maxilar é representada na VTO de teste por uma linha 2 mm abaixo do lábio superior relaxado. Pode ser orçamentada uma exposição extra de 1 mm do incisivo maxilar para permitir a recidiva cirúrgica, uma vez que o downgrafting da maxila pode ser cirurgicamente instável, apesar das técnicas de fixação melhoradas. As relações dos incisivos são então avaliadas e reconciliadas com o comprimento da arcada e as suas posições fisiológicas no osso.

Tratamento de deformidades combinadas da maxila e da mandíbula

Os cenários de maxila dupla envolvem um planeamento complexo do tratamento ortodôntico e cirúrgico. Por razões de estabilidade, a maxila raramente é avançada mais do que 68 mm ou a mandíbula retraída mais do que 6

mm. É claro que existem excepções, mas estes casos devem ser discutidos cuidadosamente com o cirurgião.
Em grandes discrepâncias de Classe III, o perfil facial ideal é obtido através da descompensação preparatória dos incisivos maxilares e mandibulares. A quantidade de descompensação depende da anatomia do osso alveolar, do apinhamento e do espaçamento, sendo que qualquer um destes factores pode impedir a descompensação ideal e resultar num perfil comprometido.
Na OVT de teste, as discrepâncias verticais são corrigidas primeiramente pela auto-rotação da mandíbula para a posição vertical desejada, que é determinada pela elevação da maxila anterior e dos incisivos superiores ao longo da linha NA. As variações ântero-posteriores do perfil dos tecidos moles, do esqueleto facial e dos dentes são então reavaliadas. O perfil de teste é medido a partir do FCA. Três possibilidades podem ocorrer:

1. O FCA está dentro dos limites normais. Em caso afirmativo, é avaliada a compensação necessária, conciliando-a com as discrepâncias de comprimento da arcada e a anatomia óssea. Se as posições ideais dos incisivos não puderem ser obtidas, o contorno facial ficará comprometido.
É importante saber isto antes de iniciar o tratamento.
2. O FCA é demasiado agudo. Isto indica que a mandíbula é demasiado protrusiva ou que a maxila é retrusiva, o que torna importante reexaminar o diagnóstico original. Se houver sinais de deficiência anteroposterior da maxila, então a subnasal pode ser avançada. Lembrar que a subnasal de tecidos moles avança numa proporção de 50% do movimento cirúrgico da maxila. As descompensações dos incisivos podem ser efectuadas, tendo em conta as discrepâncias de comprimento da arcada, a anatomia óssea e a condição gengival. Se houver um excesso mandibular, então é necessário um recuo mandibular. Se o FCA ainda for demasiado agudo ou o overjet invertido for de 8 mm ou mais, então é necessária uma cirurgia ântero-posterior de ambos os maxilares em combinação com o movimento vertical. As genioplastias de redução também são úteis para obter um bom perfil, mas devem ser equilibradas com a estrutura labial. O ângulo labiomental não deve ser demasiado obtuso, e a estética nasal também deve ser considerada.
3. O FCA é demasiado obtuso. Deve ser considerada a possibilidade de avanço mandibular e/ou genioplastia de avanço, desde que a genioplastia esteja em harmonia com as posições dos lábios. Serão necessárias descompensações adequadas dos incisivos. Raramente é necessário recuar cirurgicamente a maxila, exceto em casos de protrusão bidental grave, e isto é normalmente feito na área do primeiro pré-molar.

Em alguns casos em que o lábio superior é procumbente e o ângulo nasolabial é agudo, será necessário planear o movimento posterior do lábio superior. Na OVT de teste, o lábio superior é retraído primeiro, tendo em conta a tensão labial, o alargamento do ângulo nasolabial e a protrusão em relação ao plano do contorno facial inferior. Os incisivos maxilares terão de ser retraídos e serão tomadas decisões relativamente à ancoragem e às extracções.

O novo overjet é medido e o FCA ideal é desenhado. Qualquer convexidade ou concavidade é então tratada através do avanço ou recuo da mandíbula e/ou do queixo.

Caso 3: Impactação maxilar e avanço mandibular

Uma rapariga de 16 anos de idade apresentou-se com as queixas principais de que não conseguia fechar corretamente os lábios, que a sua boca estava constantemente aberta e que a sua mordida era desconfortável. O diagnóstico foi de uma relação maxilar de Classe II severa, mandíbula recessiva e altura facial anterior inferior severamente aumentada. Apresentava um apinhamento mandibular de 6 mm, um apinhamento maxilar de 4 mm, uma sobressaliência excessiva, uma mordida aberta, incisivos mandibulares severamente proclinados e incisivos maxilares retroclinados. O seu perfil de tecido mole era severamente convexo, com um comprimento de queixo deficiente, um ângulo nasolabial agudo, uma posição protrusiva dos lábios, um grande espaço interlabial, ângulos nasofaciais e columelares excessivos e uma exposição relativamente normal dos incisivos superiores sob o lábio superior relaxado.

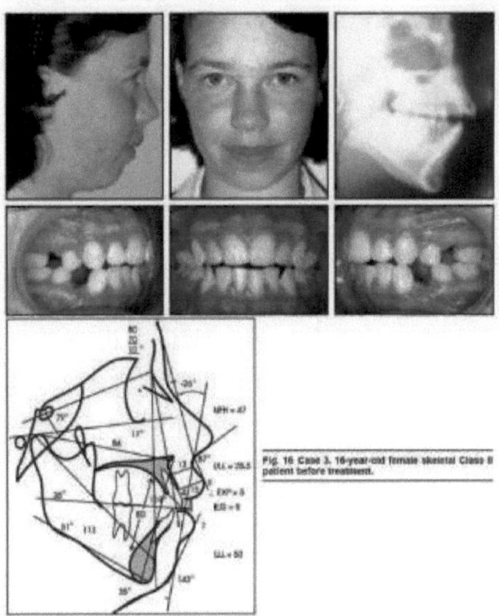

Teste VTO

1. Sobrepor uma nova folha de acetato sobre o traçado cefalométrico original, traçar todas as estruturas que não mudarão com a cirurgia - base anterior do crânio, testa, glabela e metade superior do nariz - e desenhar as linhas SN e NA.
2. Traçar uma linha 2 mm abaixo de uma tangente à reta inferior
margem do lábio superior relaxado, intersectando com NA, para representar o novo nível de exposição normal dos incisivos maxilares. Ao colocar este traçado sobre o traçado original, a distância entre a antiga e a nova posição vertical dos incisivos pode agora ser medida. O lábio superior encurtará 40% da distância de impactação, embora as técnicas de sutura de tecidos moles de VY possam reduzir esta distância para 20% ou menos. Em alguns casos de mordida aberta, os incisivos superiores já estão numa relação normal com o lábio superior relaxado, e esta elevação não será necessária.
3. Rodar o traçado no sentido dos ponteiros do relógio em torno do côndilo, de modo a que o incisivo mandibular fique 1 mm acima do novo nível do incisivo maxilar. Isto representa a nova sobremordida. Desenhar o contorno da mandíbula, incluindo o queixo de tecido mole, lábio inferior, incisivo e molar. Uma vez que a mandíbula foi autorotatada para uma nova posição vertical, o queixo será mais anterior. Traçar a maxila na sua nova posição, deslizando o traçado ao longo de NA, de modo a que os molares estejam em contacto com os molares inferiores e a ponta do incisivo superior esteja em contacto com a linha horizontal da nova posição vertical do incisivo superior.
Nos casos em que o aspeto posterior do maxilar é mais elevado do que a região anterior, o ponto A avançará para além de NA. No entanto, não deve ser avançado mais de 2 mm, para evitar o alargamento das narinas e a elevação excessiva da ponta nasal. As técnicas de cintagem da base alar podem ajudar a contrariar esta tendência. A exceção ao limite de 2 mm é um caso em que o maxilar é deficiente em comprimento.
Reavaliar as posições antero-posteriores dos componentes básicos do perfil, medindo o FCA. As posições dos dentes também devem ser avaliadas.
4. Com o traçado de teste sobreposto ao original, desenhar o plano superior do contorno facial desde a glabela até ao subnasal, que muda muito pouco se a maxila for mantida na antiga linha NA, e desenhar o plano inferior do contorno facial no ângulo ideal. Indicar o corte cirúrgico na mandíbula, na zona do segundo molar, e deslizar o traçado ao longo do plano oclusal, de modo a que o queixo seja agora tangente ao plano ideal do contorno facial inferior. Os incisivos devem ser descompensados para se obter o perfil ideal, mas uma retração de 8mm dos incisivos inferiores, como indicado neste paciente, não é realista. Nesta altura, é importante avaliar as discrepâncias de comprimento da arcada e tomar as decisões de extração e ancoragem necessárias para obter

posições ideais dos incisivos. Em alguns casos, pode não ser possível obter a posição mandibular ântero-posterior ideal ou a FCA ideal devido às limitações dos movimentos dos incisivos. O potencial das genioplastias de avanço ou retração para ajudar a alcançar o perfil ideal pode ser avaliado a partir da VTO cirúrgica.

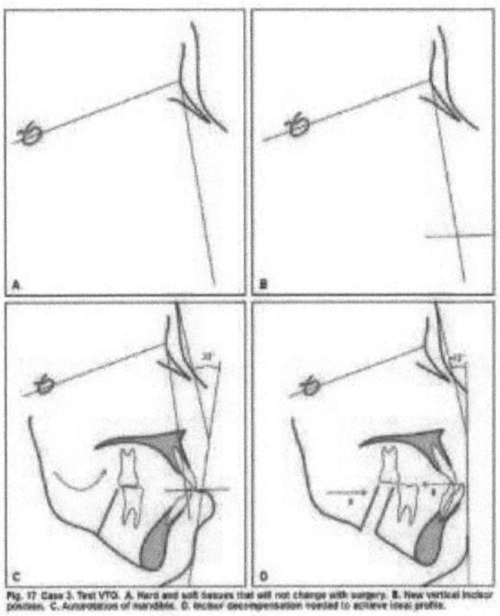

OTO pré-cirúrgico-ortodôntico

Utilizando as informações da VTO de teste, planear as posições do incisivo e do molar. O eixo mandibular (côndilo a gnátio) pode fechar ligeiramente, em 1°, se for tomada uma decisão de extração e for necessário um encerramento substancial do espaço. Em alguns casos sem extração, pode abrir 1 ° à medida que a curva de Spee é corrigida, mas esta abertura e fecho da mandíbula nem sempre é previsível.

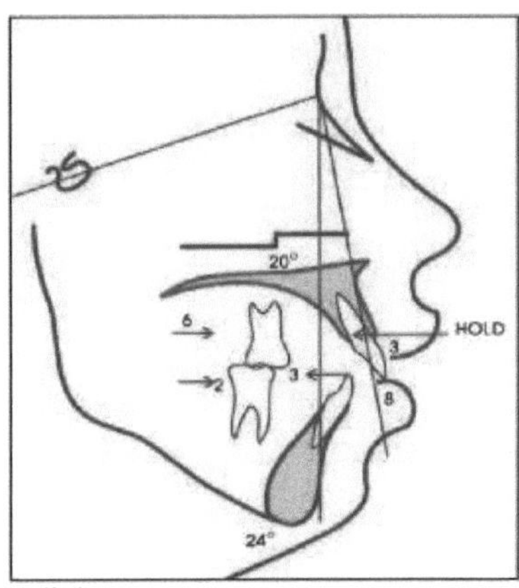

Fig. 18 Caso 3. OVNI pré-cirúrgico-ortodôntica

OVT cirúrgico

1. Construir a OTP cirúrgica sobre o traçado pré-cirúrgico-ortodôntico, começando pelos cortes diagramáticos e da osteotomia maxilar e pela linha NA. Traçar o perfil dos tecidos moles desde a glabela até a metade superior do nariz. A nova posição vertical do incisivo maxilar é representada por uma linha horizontal, 2 mm abaixo de uma tangente ao lábio superior relaxado. Rodar a mandíbula de modo a que a ponta do incisivo mandibular fique 1 mm acima desta linha horizontal. Desenhar o contorno da mandíbula, o queixo de tecido mole e o incisivo, estabelecendo assim um novo plano oclusal. Traçar a maxila na sua nova posição, ditada pela linha horizontal do incisivo maxilar e pelo molar mandibular.

2. Simular o avanço cirúrgico da mandíbula ao longo do novo plano oclusal. Traçar os tecidos moles do nariz e dos lábios, com base em rácios estabelecidos de movimento dos tecidos moles para os tecidos duros. Medir o FCA e a protrusão labial para avaliar a necessidade de uma genioplastia.

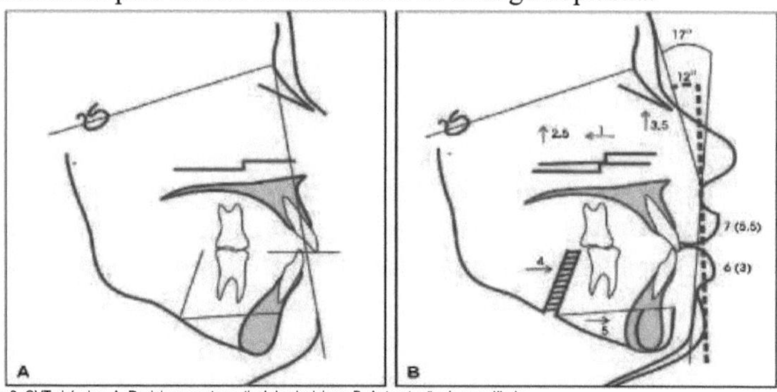

Fig. 19 Caso 3. OVT cirúrgica. A. Posicionamento vertical dos incisivos. B. Autorotação da mandíbula.

Resultados

Os objectivos do tratamento foram atingidos, com um perfil facial muito melhorado, um FCA de 13° e os lábios dentro de um desvio padrão do normal. A tensão labial foi aliviada e foi obtida uma boa oclusão.

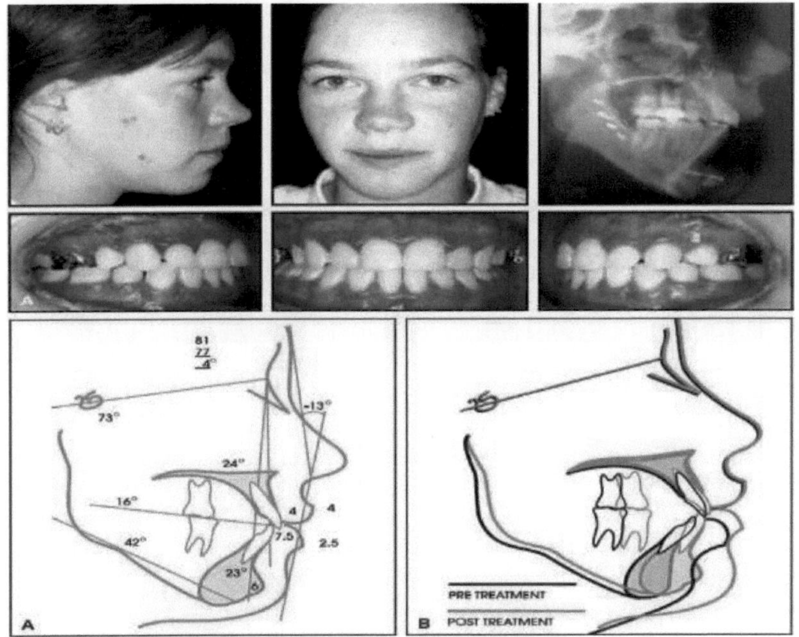

Fig. 20 Caso 3. A. Paciente após a cirurgia. B. Sobreposição dos traçados cefalométricos pré e pós-tratamento.

Rotação do complexo maxilomandibular

A rotação cirúrgica do complexo maxilomandibular oferece uma nova opção de planeamento do tratamento para a gestão de casos de Classe II europrosópicos. Os critérios de seleção incluem:

- Incisivos maxilares inclinados
- Incisivos mandibulares retroinclinados
- Sobremordida profunda com uma curva de Spee profunda
- Altura facial anterior inferior deficiente
- Relação mandibular de classe I ou limítrofe de classe II

Caso 4: Rotação do complexo maxilomandibular

Uma mulher de 26 anos de idade apresentou-se com a queixa principal de dor palatal ao morder. Ela havia feito dois anos de tratamento ortodôntico na adolescência. O padrão esquelético da paciente foi diagnosticado como européio, com altura facial anterior inferior severamente deficiente e uma relação de Classe II leve. Ela apresentava um grande overjet, uma sobremordida severa, incisivos superiores proclinados, incisivos inferiores retroclinados, uma curva profunda de Spee, espaçamento anterior maxilar e nenhum apinhamento mandibular. O perfil era reto a plano, com altura facial anterior inferior deficiente, um ângulo nasolabial agudo, um lábio superior protrusivo, um lábio inferior retrusivo e uma prega labiomental profunda.

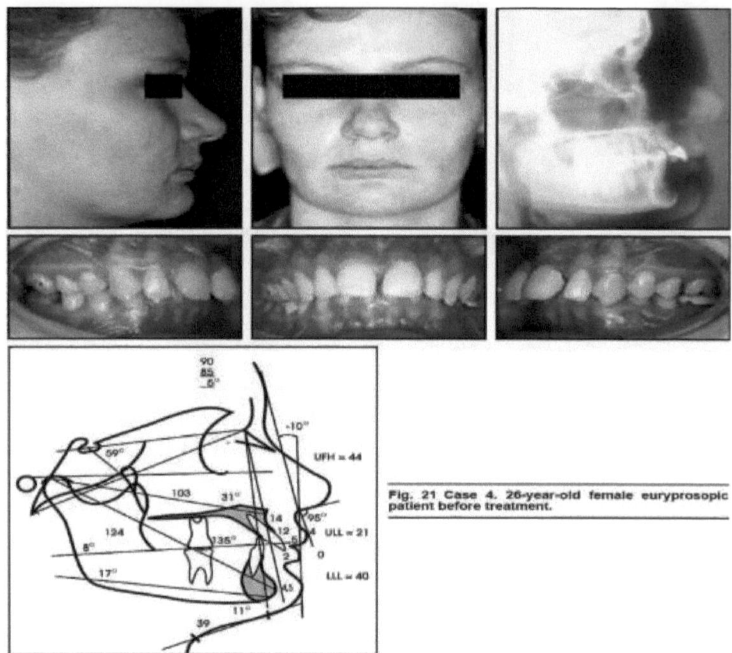

Fig. 21 Case 4. 26-year-old female euryprosopic patient before treatment.

Teste VTO

1. Colocar uma nova folha de acetato sobre o traçado original. Traçar a base anterior do crânio da sela ao násio e o tecido mole da glabela ao subnasal. Desenhar os planos do contorno facial superior e inferior na angulação ideal (neste caso, -15°).

2. Traçar no lábio superior o ângulo nasolabial ideal de 110°, 2 mm anterior ao plano do contorno facial inferior. Neste paciente, os incisivos superiores podem ser retraídos ortodonticamente

não mais do que 1,5-2 mm devido ao espaço disponível na arcada maxilar. Uma retração adicional só pode ser efectuada cirurgicamente.

3. Deslizar o papel vegetal para cima, de modo a que a sobremordida seja corrigida e o queixo de tecido mole seja tangente ao novo plano de contorno facial ideal. Ainda existe um grande overjet e uma mordida aberta posterior. A única forma de resolver esta situação é rodar a maxila em torno de um ponto na maxila anterior (o centro de rotação), que pode ser o ponto A, ANS, ou a ponta incisal. Se a área do SNA precisa ser avançada para satisfazer a estética nasal ou reduzir o achatamento paranasal, então o centro de rotação pode ser a ponta incisal. Na maioria desses casos, porém, é desejável retrair mais os incisivos superiores, o que pode ser feito nesse paciente, selecionando o ponto A ou o SNA como centro de rotação. Com 2mm de retração dos incisivos superiores, o

lábio superior também é retraído em 2mm, melhorando o ângulo nasolabial e reduzindo a protrusão labial.

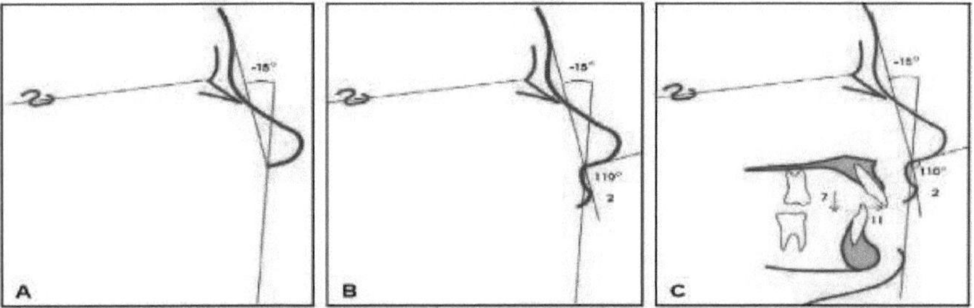

Fig. 22 Case 4. Test VTO. A. Ideal angulation of upper and lower facial contour planes. B. Ideal nasolabial angle. C. Rotation of maxilla about A point.

OTO pré-cirúrgico-ortodôntico

1. Vestígios na base anterior do crânio, palato, mandíbula

O eixo do côndilo ao gnátio e o perfil dos tecidos moles da glabela ao subnasal. O incisivo superior é retraído em 2 mm para fechar os espaços anteriores e o lábio superior é seguido em 1-2 mm, tendo em conta a tensão mínima do lábio.

2. O incisivo mandibular é mantido na sua posição atual. O eixo condilar é aberto 1° devido ao nivelamento dos dentes mandibulares, mas a curva de Spee é corrigida apenas pela metade. É importante não intruir os incisivos mandibulares, porque a sobremordida profunda permite a correção cirúrgica da altura facial anterior inferior. Desenhar as linhas de osteotomia.

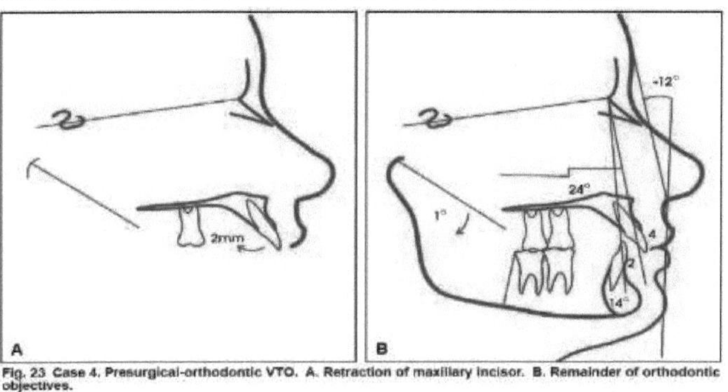

Fig. 23 Case 4. Presurgical-orthodontic VTO. A. Retraction of maxillary incisor. B. Remainder of orthodontic objectives.

OVT cirúrgico

1. Colocar uma nova folha de acetato sobre o traçado pré-cirúrgico-ortodôntico. Traçar a base do crânio, a linha NA, o segmento proximal da mandíbula e o perfil desde a glabela até ao lábio superior. Girar a maxila no sentido horário em torno do centro de rotação no ponto A. A maxila é então elevada em 6mm no PNS. Os incisivos maxilares retraem-se ainda mais cerca de 1 mm, considerando a tensão residual do lábio.

2. Trace na mandíbula para acompanhar a rotação da maxila, de modo a que os incisivos fiquem posicionados numa relação normal de sobremordida e sobressaliência. Os molares estarão em contacto numa relação de Classe I. O degrau no bordo inferior da mandíbula pode ser contornado cirurgicamente, mas continuará a remodelar-se e é, de facto, vantajoso porque define o bordo inferior da mandíbula. Medir as distâncias entre os cortes cirúrgicos para a operação modelo e para a cirurgia posterior. Desenhar o perfil de acordo com as reacções normais dos tecidos moles aos movimentos do esqueleto. Neste caso, o avanço mandibular cria a maior alteração nos tecidos moles. A rotação maxilar permite a retração do lábio superior.

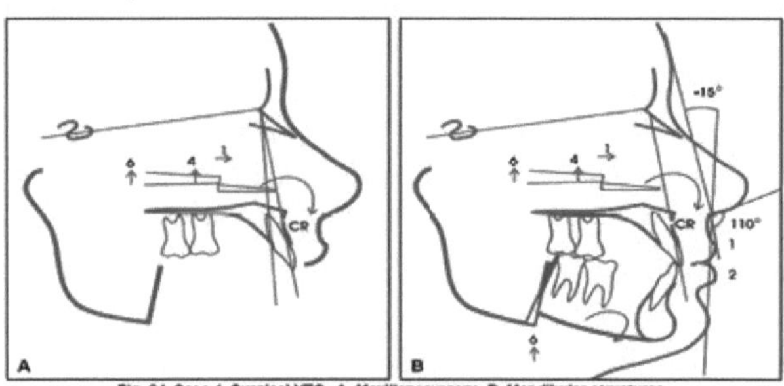

Fig. 24 Case 4. Surgical VTO. A. Maxillary surgery. B. Mandibular structures.

Resultados

Os resultados pós-tratamento mostraram alterações profundas nos tecidos moles, nos dentes e no esqueleto.

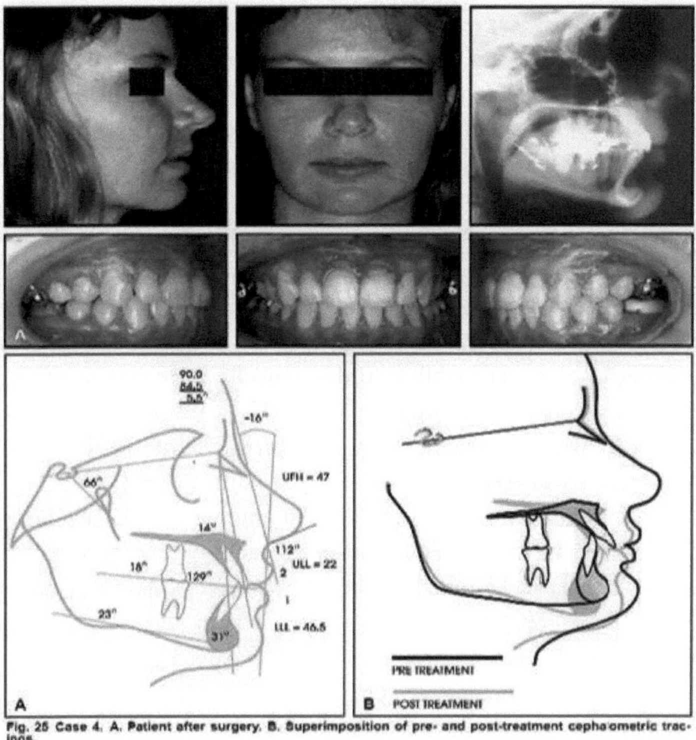

Fig. 25 Case 4. A. Patient after surgery. B. Superimposition of pre- and post-treatment cephalometric tracings.

Conclusão

O sistema TOMAC oferece a oportunidade de identificar os objectivos do tratamento nos planos vertical e antero-posterior, permitindo ao clínico ter mais confiança para tomar a difícil decisão de saber se um caso pode ser tratado apenas com ortodontia ou se necessita de cirurgia ortognática.

No futuro, o traçado computorizado e as técnicas de imagem de vídeo em três dimensões poderão ser mais rápidos e mais eficientes do que os métodos de traçado convencionais. Com as respostas dos tecidos moles aos movimentos dos tecidos duros melhor compreendidas do que no passado, estes e outros factores influentes poderão ser incorporados na tecnologia computorizada, utilizando equações de regressão múltipla, para fornecer informações de planeamento do tratamento extremamente precisas.

Vantagens:[12,46]

O VTO permite:

A visualização da extensão das alterações nas estruturas dento-esqueléticas como resultado do crescimento e do tratamento e a antecipação da estética do perfil dos tecidos moles.

A diferenciação entre as alterações que resultarão de possíveis efeitos do tratamento e as que resultarão de variações nos padrões de crescimento

Uma definição das dificuldades a encontrar em cada caso, facilitando assim a avaliação das possibilidades terapêuticas e das respostas à mecânica.

Um delineamento claro dos objectivos, devidamente calendarizados, levando muitas vezes ao desenvolvimento de planos de tratamento alternativos. Essas alterações de estratégia, decorrentes da visualização antecipada de mudanças estéticas, podem não só levar o clínico a modificar o planejamento de determinada mecânica ortodôntica, mas até mesmo revelar a necessidade de procedimentos cirúrgicos como meio terapêutico.

Uma declaração clara da viabilidade dos objectivos de tratamento e da sua subsequente programação hierárquica.

Uma avaliação dos efeitos do tratamento em diferentes regiões através da sobreposição do traçado original.

A avaliação contínua da sobreposição da OVT a um traçado de evolução de um paciente permite ao clínico medir e acompanhar a evolução do tratamento e introduzir alterações na estratégia. Por outras palavras, assegura um controlo rigoroso e contínuo do tratamento.

Ao sobrepor a VTO com o traçado final, os objectivos definidos no início do tratamento podem ser prontamente comparados com os resultados alcançados no final do tratamento. Isto dá um feedback permanente ao clínico que rapidamente se apercebe das vantagens deste processo de aprendizagem contínua.

Maior motivação dos doentes

Uma ferramenta de aprendizagem inestimável, um procedimento que todos os clínicos devem conhecer.

QUAL A FIABILIDADE DA PREVISÃO CEFALOMÉTRICA?

Muita atenção tem sido dedicada à estética, harmonia e equilíbrio faciais no que se refere à ortodontia. Essencialmente, contornos faciais de tecidos moles bem proporcionados e equilibrados pressupõem estruturas esqueléticas e dentárias subjacentes bem definidas.

Angle sugeriu que, com uma oclusão dentária óptima, resultaria uma boa harmonia facial.

Muitos afirmam que o posicionamento correto dos incisivos permite que os tecidos moles sobrejacentes estejam em equilíbrio e harmonia. O posicionamento dos incisivos inferiores, em particular, tem sido citado como sendo a chave do diagnóstico ortodôntico e do planeamento do tratamento, devido aos seus efeitos na estética. Esta é apenas uma hipótese.

Uma vez que o posicionamento dos tecidos duros não é necessariamente a resposta para alcançar o equilíbrio e a harmonia facial, um procedimento alternativo concebido foi o de criar um equilíbrio facial ideal dos tecidos moles a partir de uma película lateral da cabeça e posicionar os dentes maxilares e mandibulares para eliminar a tensão labial.

As desvantagens são que as taxas de crescimento estimadas e a direção dos tecidos esqueléticos durante o período de tratamento proposto se baseiam em incrementos de crescimento passados. Não são tidas em conta as alterações das taxas de crescimento ou da direção, que são totalmente imprevisíveis.

Além disso, a determinação do equilíbrio facial para o indivíduo específico a ser tratado, tal como avaliado a partir de um traçado bidimensional lateral da cabeça, é subjectiva e, na melhor das hipóteses, apenas uma estimativa.

Assim, uma imagem de vídeo ou VTO de como um paciente pode ficar após o tratamento ortodôntico deve ter um aviso escrito colocado na impressão, para que o paciente não perceba que a VTO é um resultado garantido.

CONCLUSÃO

O traçado predictivo VTO é uma ferramenta importante no diagnóstico e tratamento das deformidades dentofaciais e craniofaciais. Permite a avaliação da estética facial, bem como o planeamento dos procedimentos cirúrgicos adequados e das modificações necessárias. Sempre que se considerem avanços ou retracções excessivas da maxila ou da mandíbula, a via aérea faríngea tem de ser acompanhada de perto; assim, uma consulta de otorrinolaringologia e fonoaudiologia fará parte do tratamento, a fim de evitar complicações futuras. As compensações dentárias podem ser consideradas e o tratamento planeado para as eliminar, de modo a obter resultados óptimos. Por fim, o traçado predictivo pode oferecer uma explicação gráfica ao paciente do tratamento proposto, para promover uma melhor compreensão e aceitação do procedimento. No entanto, o VTO, por si só, não pode dar uma imagem completa da situação em causa. Muitos outros factores entram em jogo e não se reflectem na previsão. Uma deficiência no plano transversal não é considerada, sendo necessário o importante papel da cirurgia modelo em conjunto com o traçado da VTO. Naturalmente, um fator importante na previsão do tratamento correto para um determinado doente é a nossa própria impressão e avaliação clínica, não só do estado físico do doente, mas também da sua atitude mental.

BIBLIOGRAFIA

1. Reed Holdaway - Análise cefalométrica dos tecidos moles e sua utilização no planeamento do tratamento ortodôntico - AJO-DO 1984, Abr,(279-293).

2. Ruel W Bench- Bioprogressive therapy:Visual Treatment Objective-JCO-1977,Nov,(744-763).

3. RM de Rickett- Síntese cefalométrica-AJO 1960,Vol-46,(747-673).

4. Jacobsen A,Sadowsky PL- Um objetivo de tratamento visualizado-JCO,Vol- 14,1980,(554-571).

5. Canto do Clínico-Magness- O Mini Visualized Treatment Objective- AJO-DO 1987, maio,(361-374).

6. Frank Lopez- Diagnóstico com desenho assistido por computador-JCO-1986 maio (327329).

7. Michael B Guess,Wolfgang V Solzer- Computer treatment estimates in orthodontics and orthognathic surgery-JCO 1989, Apr (262-268).

8. David M Sarver- Diagnóstico cefalométrico por vídeo: Um novo conceito-AJO-DO 1996 Ago (128-136).

9. Entrevista de Ricketts RM sobre a VTO.

10. Cefalometria radiográfica - do básico à vídeo-imagem por Alexander Jacobson.

11. Resposta editorial de Ricketts RM em JCO 1993 Nov.

12. cirurgia ortodôntica e ortognática: Diagnóstico e planeamento do tratamento por Jorge Gregoret (335-360).

13. terapia bioprogressiva parte I por Ricketts RM (35-54).

14 Thomas Katona- Cefalometria VTO- JCO 1980 Jan (58-60).

15 . Servoss JM- Derivação de arranjos aceitáveis na análise de SteinerANGLE ORTHO. Vol-41 1971 (146-149).

16 Tweed CH- Frankfort Mandibular Incisor angle in diagnosis and treatment planning- ANGLE ORTHO. Vol-24 1954 (121-169).

17 .Down WB- Análise do perfil dentofacial. ÂNGULO ORTO. Vol-26 1956 (191-212).

18 Conceitos e técnicas actuais de ortodontia de Graber & Swain (11111112).

19 Cadei e Bassini- VTO e Estética.

20 Donald Gay- diagnóstico cirúrgico ortognático e craniofacial e planeamento do tratamento: Uma abordagem visual-JCO 1982 Jan (37-59).

21 Bell WH, Profitt WR e White-Surgical correction of dentofacial deformities 1980, Saunders.

22 Richard P mclaughlin- O VTO dentário: Uma análise para a movimentação dentária ortodôntica - JCO-1999 julho.

23 Ortopedia dento-facial com aparelho dento-facial por Graber, Rakosi e

Petrovic (229-230).
24 Johnson LE- Avaliação estatística da previsão cefalométrica - ANGLE ORTHO. Vol-38 1968 (284-304).
25 Tony G Mccollum- TOMAC: Um sistema de planeamento de tratamento ortognático Parte -I Análise de tecidos moles - JCO 2001, junho.
26 RM de Rickett - Planeamento do tratamento com base no padrão facial e numa estimativa do seu crescimento -ANGLE ORTHO. Vol-27 1957 (14-37).
27 Fish l e Epker B- Traçado de previsão cefalométrica ortodôntica cirúrgica - JCO Vol-14 1980 (36-52).
28 Moshiri F, Jung ST, Sclaroff A, Marsh JL e Donald Gay - Diagnóstico e planeamento do tratamento cirúrgico ortognático e craniofacial: Uma abordagem visual- JVol-16 1982 (37-59).
29 Arnett GW e Bergman- Facial keys to orthodontic diagnosis and treatment planning- AJO Vol-103 1993 (299-312).
30 Arnett GW e Bergman- Análise cefalométrica de tecidos moles: Diagnóstico e planeamento do tratamento da deformidade dentofacial - AJO Vol-116 1999 (231-253).
31 Bergman RT- Análise cefalométrica dos tecidos moles da face- AJO Vol-116 1999 (373-389).
32 Hohl TH- Osteotomias craniofaciais: Uma técnica fotocefalométrica para a previsão e avaliação das alterações teciduais- ANGLE ORTHO. Vol-48 1978 (114-125).
33 Kinnebrew MC, Hoffman DR e Carlton DM- Projetar o resultado dos tecidos moles da manipulação cirúrgica e ortodôntica do esqueleto maxilofacial - AJO Vol-84 1983 (508-519).
34 Worms, Issacson e Speidel - Planeamento ortodôntico cirúrgico: Análise de perfil e cirurgia mandibular. ANGLE ORTHO. Vol-39 1976 (1-25).
35 . Steiner CC- Cefalometria para si e para mim- AJO Vol-39 1953 (729-755).
36 . Burstone CJ- Padrões de contorno e extensão integumentais.-ANGLE ORTHO. Vol-29 1959 (93-104).
37 . Burstone CJ- Postura do lábio e seu significado no planeamento do tratamento-AJO- Vol-53 1967 (262-284).
38 Nanda e Ghosh - Harmonia e crescimento dos tecidos moles faciais no planeamento do tratamento ortodôntico - Seminários em Ortodontia Vol-1 1995 (65-81).
39 . Chaconas e Baltroff- Previsão de alterações faciais normais dos tecidos moles.ANGLE ORTHO. Vol-45 1975 (12-25).
40 . Czarnecki,Nanda e Currier- Perception of a balanced facial profile- AJO Vol-104 1993 (180-187).

41 Nanda, Ghosh e Bazakidou - Análise facial tridimensional utilizando um sistema de imagem de vídeo - ANGLE ORTHO. Vol-66 1996 (181-188).
42 . Sutter e Turley- Avaliação dos tecidos moles de perfis femininos contemporâneos caucasianos e afro-americanos- ANGLE ORTHO. Vol-68 1998 (487-496).
43 . Radney e Jacobs - Alterações dos tecidos moles associadas à intrusão cirúrgica da maxila total - AJO Vol-80 1981 (191-212).
44 Tony G Mccollum: TOMAC- Um sistema de planeamento de tratamento ortognático parte II- JCO 2001 julho.
45 Tony G Mccollum: TOMAC- Um sistema de planeamento de tratamento ortognático parte III-JCO 2001 Aug.
46 Lew B Sample,Lionel Sadsowsky- Uma avaliação de dois métodos VTO-ANGLE ORTHO. Vol-68 1998.

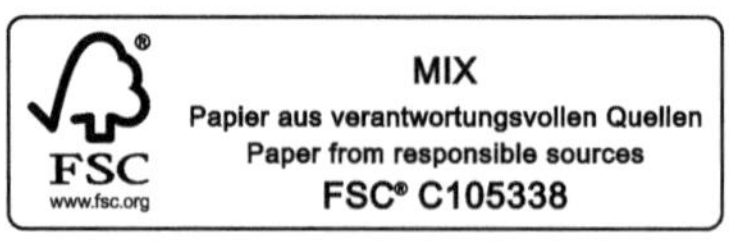

Printed by Books on Demand GmbH, Norderstedt / Germany